DE

L'EXPRESSION UTÉRINE

APPLIQUÉE AU FOETUS.

DE

L'EXPRESSION UTÉRINE

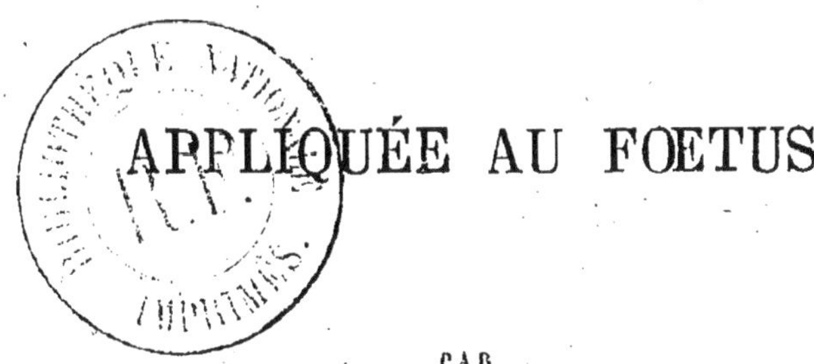

APPLIQUÉE AU FOETUS

PAR

A.-F. SUCHARD

DOCTEUR EN MÉDECINE DE LA FACULTÉ DE PARIS
Ancien interne des hôpitaux et de la Maternité de Paris,
Lauréat de la Faculté de médecine,
(Prix Corvisart, médaille d'or)
Lauréat du Gouvernement (Choléra 1866)
Médaille de bronze (Assistance publique).

PARIS
ADRIEN DELAHAYE, LIBRAIRE-ÉDITEUR
PLACE DE L'ÉCOLE-DE-MÉDECINE

1872

INTRODUCTION.

Pendant que j'étais interne à la Maternité de Cochin, en 1869, nous fîmes, sous la direction de notre chef de service, M. de Saint-Germain, une série d'études sur l'application de l'électricité aux accouchements. J'ai conservé de ces études le souvenir et la conviction que la faradisation est appelée à rendre de vrais services aux accoucheurs, en leur donnant pour combattre l'inertie utérine un moyen préférable au seigle, puisque c'est un agent dont on est toujours complétement et rigoureusement maître. Il agit sitôt qu'on l'applique et cesse d'agir sitôt qu'on le supprime ; l'électricité ne risque pas comme le seigle de donner lieu à de vrais désastres, dans les cas où une intervention opératoire est nécessaire après son administration et elle n'a aucune âction nocive sur l'économie.

Nous avons constaté en outre que l'électricité est le moyen ocytocique par excellence, bien supérieur au retroceps que l'on a récemment tant prôné, pour les cas où les moments dont peut disposer l'accoucheur sont comptés.

Dans toutes les expériences de galvanotocie que nous avons faites, nous avons toujours pu voir (du moment toutefois que la femme avait ressenti une première douleur spontanée) que les contractions devenaient plus rapprochées et plus énergiques, si bien que l'accouchement se terminait, chez les primipares aussi bien que chez les multipares, en moitié moins de temps que le calcul des probabilités ne l'avait fait admettre pour un travail laissé dans les conditions habituelles.

Mais ce qui m'a surtout frappé dans les applications de l'électricité à l'art obstétrical, c'est la façon toute régulière, toute idéale, si je puis ainsi dire, dont le placenta était expulsé. Ou bien il suivait immédiatement la sortie de la tête du fœtus ; ou bien après deux ou trois minutes il était amené par de bonnes et franches contractions ; on eût dit un fruit mûr chassé lors de sa maturité par la déhiscence de ses valves. Jamais l'ombre d'une hémorrhagie; souvent à peine quelques gouttes de sang.

D'autre part, à la même époque, nous délivrions nos accouchées par expression utérine ; ce procédé nous avait été apporté d'Allemagne, l'année d'avant, par notre collègue Chantreuil et essayé, en premier lieu, dans le service d'accouchements de Cochin. Bien des fois, en le mettant en pratique, au moment où je faisais les frictions qui constituent un premier temps de la méthode, il m'était arrivé d'être frappé de l'étonnante vigueur que quelques frictions restituaient au muscle utérin. Le délivre apparaissait tout entier à la fente vulvaire, avant qu'il fût nécessaire de faire aucune expression.

Pourquoi donc, me disais-je, tous les accouchements ne se feraient-ils pas de la sorte ? La norme n'est-elle pas que l'utérus ait une vigueur suffisante pour expulser de lui-même et complétement son délivre? Si c'est la puissance utérine seule qui fait défaut et si sa restitution suffit pour convertir un accouchement pathologique en accouchement physiologique, qu'on suive cette indication, qu'on s'attaque au mal dans sa cause, qu'on s'en prenne à cette puissance, qu'on la renforce, d'autant que des moyens aussi simples que la friction manuelle ou l'électricité suffisent à cet effet ; qu'on se serve de ces moyens, qu'on en cherche d'autres remplissant le même but ; on en trouvera peut-être de meilleurs encore. Et puis, si l'on a pu obtenir que la dernière période de cet accouchement défectueux devienne complétement normale, n'y a-t-il pas lieu d'induire qu'on a mis tous les éléments qui concourent à l'accomplissement de la parturition dans des conditions meilleures, et que chaque temps de cet acte a dû en bénéficier.

Ne serait-ce pas le cas d'étudier, mieux qu'on ne l'a fait jusqu'ici, la question de la contractilité utérine, de passer en revue tous ces médicaments, qu'on appelait autrefois des ecboliques : cannelle, borax, ce *sal uterinum* des anciens, extrait de pulsatille, haschisch, décoction d'uva ursi, etc., pour en faire un triage expérimental et savoir une bonne fois quels sont ceux qui ont une action réelle sur la fibre utérine ; quels sont ceux au contraire qu'il faut à tout jamais taxer d'absurdes et laisser dans le domaine des aberrations scientifiques et des chimères ?

N'y aurait-il pas lieu d'essayer l'action d'une série d'excitants sur les utérus *gravides* de nos gros animaux domestiques ?

Il y a là des questions pleines d'intérêt dans les rapports du système cérébro-spinal avec la fibre utérine, en tout cas bien des points obscurs. Qui, jusqu'ici, a expliqué pourquoi l'utérus est merveilleusement sensible à l'appareil faradique du moment qu'une première contraction est survenue spontanément, et insensible pendant des heures à la même excitation, au point de lasser les expérimentateurs les plus patients, tant qu'il n'y a pas eu de contractions spontanées, quand pourtant la femme est bien à terme ?

Qui sait pourquoi l'utérus d'une chienne *non gravide* ne réagit à l'électricité pas plus qu'un morceau de granit quand ce n'est pas le cas des fibres lisses prises en un autre point de l'économie ?

Est-il bien vrai, comme nous le disait tout récemment encore notre ami le Dr Ranvier, que l'électricité ou la friction ont sur la fibre lisse cet immense avantage de réveiller son activité sans que le système cérébro-spinal soit obligé de fournir le contingent de son action ? — Si cela est exact, que n'avons-nous hâte de faire constamment usage de procédés pareils et que ne dispensons-nous largement à toutes nos accouchées le bénéfice de cette économie de dépense nerveuse ?

Voilà ce que je me demandais quand vint la guerre et avec elle les préoccupations d'une chirurgie d'un tout autre ordre que celle des accouchements. Pourtant les idées d'alors me sont revenues aujourd'hui. J'ai été curieux de savoir s'il n'a rien été fait ailleurs qu'en France sur le sujet de la contraction utérine, et, feuilletant les publications périodiques allemandes de ces dernières années, j'y ai vu, à ma grande surprise et à la honte de ma paresse, qu'en Allemagne on s'inquiète beaucoup depuis quelque temps de questions semblables à celles qui me préoccupaient, et que là souffle dans les principes obstétricaux une sorte de vent révolutionnaire. Comme en médecine nous avons supprimé les grands remèdes et la thérapeutique perturbatrice pour chercher autant que faire se peut à amener le retour de la santé par une marche semblable à celle qu'emploie dans ces cas la nature elle-même ; comme en pathologie externe nous étudions de près la régénération des tissus et donnons pour but à tous nos topiques de favoriser cette régénération naturelle ; comme nous préconisons le plus possible la chirurgie conservatrice et n'employons plus les mains et les instruments que quand celle-ci n'offre manifestement aucune chance de salut; de même en obstétrique on tend à l'heure qu'il est en Allemagne à diminuer la fréquence des opérations ; on serre la nature de plus près pour lui venir en aide sans la contrecarrer ; on n'opère que dans les cas, devenus beaucoup plus rares, où il est patent qu'elle ne peut se suffire à elle-même ; au lieu de manœuvres internes on fait usage de manipulations externes, de compressions à l'aide des mains ou par des bandes ; on cherche à obtenir le produit de la conception par pression, par propulsion comme le fait la nature ; aux tractions on tend à substituer, autant que faire se peut, la *vis a tergo,* et tout un système opératoire est en train de s'édifier sur l'usage de la *vis a tergo* pour remplacer les tractions en matière d'accouchements.

L'expression utérine appliquée à la délivrance y a

déjà été enseignée en 1803 par Busch et érigée en méthode par Credé en 1853. Von Ritgen demandait en 1856 qu'on ne fît plus d'application de forceps sans y joindre des pressions externes sur l'abdomen. Seyfert de Prague, qui est peut-être, de par le monde, celui des professeurs d'accouchements qui a fait le plus d'élèves, a fortement mis ces idées en vogue par son aversion déclarée pour toute instrumentation. C'est lui qui préconise le seigle, même dans les rétrécissements. On sait du reste avec quelle facilité les Allemands s'engouent de tout ce qui repose sur une théorie, si bien qu'actuellement la délivrance ne se fait plus autrement que par expression dans toute l'Allemagne.

Nous croyons donc bien faire en étudiant pour le moment l'intervention de la *vis a tergo* dans les accouchements, puisque nous sommes convaincu que c'est là une idée féconde et dont on n'a pas encore tiré tout le parti possible. Et nous n'aurions point cette conviction personnelle que néanmoins nous entreprendrions peut-être ce travail pour mettre la science française au courant de ce qui se fait de l'autre côté du Rhin; car nous sommes persuadé que le patriotisme vrai n'est pas de dédaigner ce qui vient d'Allemagne, sans se donner la peine d'en prendre connaissance; mais consiste, bien au contraire, à nous emparer en toute hâte des bonnes idées qui ont pu y surgir pour les faire germer dans des intelligences plus lumineuses et en tirer profit comme source de supériorité.

C'est à la mise en pratique de ce principe que les Romains durent en grande partie le rang qu'ils avaient pris au-dessus des autres nations, comme nous l'affirme C. César dans son remarquable discours qui nous est transmis par Salluste, contre la peine de mort que le sénat voulait infliger à Catilina et à ses complices.

« Non superbia obstabat quominus instituta aliena, « si modo proba, imitarentur. Arma atque tela mili« taria ab Samnitibus, insignia magistratuum ab Tus« cis pleraque sumpserunt ; postremo quod ubique « apud socios aut hostes idoneum videbatur, cum « summo studio domi exsequebantur : imitari quam « invidere bonis malebant. »

DE L'EXPRESSION UTÉRINE

APPLIQUÉE AU FŒTUS

DIVISION DU SUJET.

Un travail sur l'emploi de la *vis a tergo* dans les accouchements exigerait pour être complet qu'on y fît l'étude de l'expression utérine appliquée :

1° *A l'expulsion du fœtus;*

2° *A la sortie de la tête quand le tronc est déjà dehors;*

3° *A la délivrance.*

Il faudrait en outre s'occuper des manifestations externes employées pour venir en aide :

1° *Aux applications du forceps;*

2° *A la version ordinaire.*

Le sujet ainsi envisagé nous a paru trop étendu ; nous avons préféré ne parler en détail que de l'expression utérine appliquée au fœtus tout entier; c'est la partie de la question dont les accoucheurs se sont occupés le plus tardivement, comme nous le verrons dans la suite. C'était la plus hasardée; mais, c'est, à notre avis, précisément la plus instructive pour nous et celle qui promet le plus de résultats importants.

Nous avons laissé complétement de côté l'*expression utérine appliquée à la délivrance,* parce que nous n'avons pas voulu que notre travail fût la reproduction de celui fort bien fait de notre collègue Chantreuil (1), quand même on eût pu le compléter par les études plus récentes de Winckel, Bossi, Strassmann et de Künecke.

Nous ne traiterons qu'en passant l'*expression utérine dans le cas où le tronc est déjà sorti* et l'*expression utérine combinée au forceps et à la version*, étant convaincu que celles-ci sont appelées à n'être que de simples corollaires de l'expression appliquée au fœtus entier, quoique, dans l'ordre historique, elles l'aient précédée.

Notre thèse commencera par :

Un coup d'œil historique sur l'emploi des manœuvres externes dans les accouchements et par *un exposé de l'état actuel de la question de l'expression utérine*.

Puis nous donnerons :

Le manuel opératoire de l'expression seule et celui de l'expression combinée à l'extraction.

Ensuite viendront :

Les observations qui ont servi de bases à notre travail,

que nous ferons suivre :

De l'étude des effets des manipulations sur les parois abdominales et sur le muscle utérin.

Nous terminerons par :

Les avantages de la méthode; les objections qu'on peut lui faire; ses indications et ses contre-indications.

(1) Etude sur l'expression utérine comme moyen de délivrance, par le Dr G. Chantreuil, chef de clinique d'accouchement de la Faculté, ex-interne de la Maternité de Paris, dans *Archives générales de médecine*, Octobre 1870.

CHAPITRE PREMIER.

APERÇU HISTORIQUE SUR L'EMPLOI DES MANŒUVRES EXTERNES DANS LES ACCOUCHEMENTS ; ÉTAT ACTUEL DE LA QUESTION DE L'EXPRESSION UTÉRINE.

L'idée de faciliter les accouchements par des manœuvres externes est loin d'être neuve. Un coup d'œil rapide jeté dans les coutumes peu connues de quelques peuples qui sont restés en dehors de notre civilisation nous en fait foi.

Ainsi en Grèce, quand une femme accouche, elle s'assied sur un trépied ; la sage-femme la saisit par derrière au milieu du corps et lui serre fortement l'abdomen de ses deux mains (1).

Chez les Kalmouks, la parturiente est accroupie sur ses jarrets au pied du lit et se tient à une perche qui descend obliquement du haut du toit ; une femme spécialement chargée de ce soin la serre de ses deux bras. Cette femme est parfois remplacée par un vigoureux jeune homme que le mari nourrit gratuitement et héberge dans sa tente pendant le temps nécessaire, en échange du service qu'il est appelé à rendre. Dès le

(1) Moreau. Histoire naturelle de la femme. Paris, 1803, in-8, vol. II.

début des douleurs il s'assied par terre, prend la femme sur ses genoux, lui presse et lui frotte l'abdomen de haut en bas (1). Meyerson, qui a longtemps pratiqué à Astrakan, affirme que, chez les Kalmouks des environs de cette ville, dès que les forces de la femme qui accouche commencent à faiblir, on l'assied entre deux caisses ; un homme robuste se met derrière elle et lui comprime le ventre à force de bras (2); tandis que chez les femmes tartares des mêmes environs, les matrones suspendent leurs clientes par les bras et leur serrent le ventre au moyen de mouchoirs ; il y en a d'autres qui pressent et pétrissent le ventre de haut en bas; d'autres enfin mettent des poids considérables sur la région de l'ombilic. On a même dit à Meyerson, ce qu'il n'a jamais constaté de ses yeux, que le grand remède, quand l'accouchement tarde trop, c'est de rouler les femmes à terre, ou de les suspendre par les pieds (3).

Le massage, dont se servent les peuples d'Asie pour une foule de maladies, est également depuis longtemps usité par eux dans les accouchements. Ce massage a sans doute le double résultat d'activer l'énergie des contractions utérines et de faire sortir par pression le fruit de la conception. Les anciens médecins arabes, Rhazès entre autres, recommandaient les frictions abdominales et maintenant encore, chez toutes les peu-

(1) R. Krebel. Volksmedicin und Volksmittel Verschiedener Völkerstamme Russlands. Leipzig et Heidelberg, 1858, p. 19 et 55.

(2) Meyerson. Medic. Zeitg. Russlands, 1860, p. 190.

(3) Meyerson, *loc. cit.*, p. 174.

plades caucasiques d'origine arabe des bords de la mer Caspienne, notamment dans la province de Gilan, les sages-femmes frictionnent l'abdomen et la région lombaire.

Chez les Kirghises elles font aussi des frictions et une pression du haut en bas. Dans les Indes-Orientales elles pétrissent le dos et les reins ; là comme en Arabie cette opération s'appelle *schampou* (1).

A Siam, comme l'écrivait au XVIIᵉ siècle le jésuite Paumert, médecin du roi de Siam, le massage du corps n'était pas seulement en usage dans les différentes maladies, mais encore dans tous les accouchements difficiles (2).

Les matrones chinoises font un massage léger du ventre et de la région lombaire. C'est la pratique qu'Hureau de Villeneuve décrit sous le nom de *kong-fou*. Elle a pour but de diminuer les douleurs ; Hureau en explique les bons résultats par l'effet des actions réflexes ; elle consiste essentiellement en massages légers, pointillés, pressions, chatouillements et frictions avec le bout des doigts. La sage-femme doit opérer d'une façon très-méthodique pour donner ainsi le change aux douleurs ; il faut que ses manipulations se fassent dans le moment des contractions et que les frictions ne se bornent pas seulement à l'abdomen, mais encore qu'elles soient faites sur le périnée, dans les

(1) Schortt, dans Edinb. med. Journal 1864, n° CXIV, p. 554.

(2) De la Loybère. New. Hist. account of the Kingdom of Siam, 1863, dans Friedel. Beitrag zur Kentniss des Klima's und Krankheiten Ostasiens, Berlin, 1863, p. 152.

aines, aux hypochondres et dans la région diaphragmatique. Les massages doivent être tantôt réguliers, tantôt inattendus, et il est enjoint à la femme de prendre ses inspirations sur commandement, d'une façon rhythmique et mesurée. Les souffrances, dit-on, sont de la sorte étonnamment amoindries (1).

Chez les Japonais on fait plus : on ne se contente pas d'augmenter l'activité musculaire ; on exerce des pressions proprement dites. Leur *ambœkœ* ou *ambouk* est un pétrissage dont le but est d'expulser l'enfant méthodiquement. (Le mot ambouk rappelle bien le Shampou des Arabes.) Les Japonais nomment encore leur pratique *Seitac*, ce qui signifie version, par ce qu'ils prétendent par leurs manœuvres externes redresser l'enfant mal placé. Le voyageur Von Siebold, mort récemment, et qui a étudié au Japon même cette question d'accouchements, affirme avoir vu des positions s'améliorer de cette manière ; il dit qu'en tout cas des forces nouvelles se développent et que la parturition en est améliorée (2).

Nous trouvons des pratiques moins subtiles chez des peuples plus primitifs, dans la race malaise, par exemple. Les sages-femmes des Philippines placent des briques chaudes sur le ventre de leurs clientes et appuient sur ces briques de toutes leurs forces ; ou bien c'est un homme qui est chargé de cette besogne et à qui on donne le nom de teneador. La femme est

(1) Hureau de Villeneuve. De l'accouchement dans la race jaune. Thèses de Paris, 1863, p. 34 et suivantes.

(2) Philipp. Franz. v. Siebold, dans A. El. v. Siebold's Journal für Geburtshülfe. Francfort, 1826. Bd. VI, 3, p. 678.

alors placée sur une paillasse qu'on étend sur le plancher de bambou de son habitation. Le teneador se met du côté de la tête de sa patiente et presse autant qu'il peut sur le fond de l'utérus, de haut en bas. Il existe également aux Philippines une population non malaise, les sauvages Negritas; la femme negritas qui n'est pas à même de s'accorder l'assistance de l'homme de l'art, se tient debout et comprime fortement son abdomen contre un tronc de bambou, pour remplacer ainsi du mieux qu'elle peut les manœuvres du teneador (1).

A Java aussi, comme l'a appris à Ploss le voyageur Hasskarl, les sages-femmes indigènes (qu'on appelle touçoun) font des pressions sur le ventre de leurs clientes (2).

On peut voir, dans la Nouvelle-Calédonie, des pratiques encore plus brutales : on triomphe des accouchements pénibles par des pressions violentes et des coups de poing (3).

Parmi les nègres du Sénégal, une personne s'assied sur le ventre de la femme qui accouche. Dans Old-Calabar la négresse est assise ; la sage-femme, accroupie devant elle, lui comprime l'abdomen avec ses mains ointes d'huile, pour que l'enfant, comme on dit là-bas, aille droit son chemin. Ce procédé est employé dans tous les accouchements, même dans les plus réguliers (4).

(1) Mallat. Les Philippines. Paris, 1826.
(2) Zeitschrifft für Medicin, Chirurgie und Geburtshülfe, du Dr Hermann Ploss. Leipzig, 1867, VI, Bd. 3, p. 164.
(3) Von Rochas, Das Aussland, 1862, p. 1092.
(4) Hewan. Edinb. med. journal, 1864, sept., p. 223.

Chez les nègres de la Nouvelle-Guinée, les amies serviables et les parentes facilitent la délivrance par des chocs et des coups de pied dans la région de l'estomac (1).

Les peuplades d'Afrique qui n'appartiennent pas à la race nègre, ont des coutumes semblables. En Kabylie, quand l'accouchement marche lentement, une femme met sa tête sur le corps de celle qu'elle veut aider, et lui comprime ainsi le ventre (2).

Des méthodes de compression non moins énergiques ont cours parmi les peuplades d'Amérique. Ainsi, chez les Indiens de la Californie, on comprime le corps de la femme qui accouche avec les mains, ou bien on l'entoure d'un cercle qu'on pousse ensuite de haut en bas (3). A Monterey (Californie), la patiente est assise et tient fortement de ses deux mains une corde fixée à une poutre au-dessus de sa tête ; un large mouchoir, dont les extrémités se croisent en arrière, entoure complétement son corps ; celles-ci sont confiées aux personnes présentes, qui ont pour mission de serrer le mouchoir à mesure que par suite du travail l'abdomen diminue de volume. Il leur est expressément enjoint de serrer fortement, dans l'espace des douleurs, pour que, pendant ces intervalles, le ventre ne reprenne pas le volume qu'il avait primitivement. D'autres fois on place un homme vigoureux derrière

(1) H. C. Monrad, Gemälde der Küste von Guinea, aus dem, Dänischen. Von Wolf, 1824, p. 47.

(2) Dr Lecterc. Une mission médicale en Kabylie. Paris, 1846.

(3) Med. Times and Gaz., 1861, août, p. 191.

la femme ; celui-ci saisit son abdomen et y exerce une forte pression à chaque contraction (1).

Dans la république de Guatemala (Amérique tropicale), dès que les douleurs surviennent, on applique un bandage de corps aussi serré que possible au-dessus de l'utérus (2).

J'arrête ici mes recherches historiques.

Ce qui me frappe dans ces diverses pratiques, c'est, non pas combien elles sont rudimentaires, mais combien elles sont uniformes.

Il semblerait que dans leur simplicité, les peuples peu civilisés, liés en quelque sorte à la nature par une solidarité plus intime que nous, aient saisi par intuition ce grand fait, cette grande loi, que *dans l'ordre naturel des choses, le produit de la fécondation animale, tout comme le fruit du végétal, n'est jamais expulsé hors de son réceptacle que par la vis a tergo ;* et qu'ils aient de leur mieux cherché à imiter la nature en faisant des compressions toutes les fois que l'enfant tardait à venir au jour, pensant ainsi aider la force expulsive insuffisante dans ces cas.

Si l'on voulait se donner la peine de faire une étude rétrospective des usages en matière d'accouchements de nos nations policées d'Europe, dans les siècles passés, on trouverait sans doute chez elles les vestiges de pratiques semblables. Ainsi partout où existait la coutume de s'asseoir, pour accoucher, sur les genoux d'une autre personne, il y a tout lieu de croire que celle-ci exerçait une certaine compression sur le ventre

(1) Dr King. Amer. Journ. of. med. sc., 1853, avril, p. 891.
(2) Dr Bernouilli. Schweizer Zeitsch, 1864, III, p. 100.

de la patiente. Cette habitude d'employer les genoux de quelqu'un comme chaise de douleurs, était usitée, on le sait, en Hollande (von Solingen), en Angleterre (Smellie et David Spence), en France (de La Motte), peut-être la trouverait-on encore mise en usage dans quelques provinces reculées. Elle l'était positivement en Saxe, en 1834, d'après Julien Schmidt; dans les environs d'Iéna, en 1835, d'après Metzler, et encore en 1836, d'après Suchier, elle l'est aujourd'hui même dans la forêt de Franconie, au dire du Dr Flügel. Hohl de Halle raconte avoir vu tout récemment une femme en train d'accoucher se mettre debout et dire à son mari de se placer derrière elle et de lui comprimer fortement l'abdomen pour activer ses douleurs (1).

Il ne serait pas sans intérêt de pouvoir pénétrer dans les détails de ces pratiques populaires, dont on fait plus ou moins des arcanes ; de voir en quoi elles consistent réellement et si en effet elles procurent à l'accouchée quelque soulagement, ou au moins abrégent le temps des souffrances.

On verrait par ces recherches que nos paysans, chez qui les lumières de la science moderne n'ont pas encore pénétré, s'en prennent comme les sauvages directement à la puissance du muscle utérin, et que les moyens des uns et des autres peuvent se résumer : *en compressions*, pour pousser le fœtus en avant, et *en frictions*, pour réveiller l'activité plus ou moins ralentie de l'organe gestateur. Il est certain que, pour s'être si bien maintenues chez les Arabes et chez les Kalmouks par exemple, qui ont des relations avec

(1) Hermann Ploss *loc. cit.*, p. 166.

d'autres peuples, ces manœuvres ne peuvent pas être complétement dépourvues de résultats heureux ; car ce qui n'est qu'une vaine coutume ne tarde pas à tomber de soi-même.

Comment donc se fait-il que des pratiques qui ne sont certainement pas inutiles et qui sont si généralement répandues, aient été ou inconnues ou tout à fait dédaignées par la science à une époque où les idées, bonnes ou mauvaises, se propagent avec une merveilleuse rapidité, et que personne, avant ces dernières années, n'ait eu l'idée d'employer la compression pour venir en aide au travail de l'accouchement, si ce n'est tout à fait par hasard et sans y donner de l'importance ?

Il y a eu cependant une exception, et, chose remarquable, c'est chez les Américains du Nord, ce peuple pratique par excellence, qu'elle s'est rencontrée.

Dans l'Amérique septentrionale, quand une femme doit accoucher, on plie un drap de lit dans le sens de sa longueur, de façon à en faire une bande qui n'ait pas plus de 9 pouces de largeur ; on place le milieu de la bande sous le dos, au niveau des vertèbres lombaires ; chacune de ses moitiés passe sur le fond de l'utérus et est ensuite rejetée en arrière; les deux extrémités sont ainsi ramenées sous le dos et entortillées de manière à ce qu'elles aient encore 9 pouces de longueur et qu'elles puissent être saisies par les mains de la femme et lui servir de points d'appui (1).

(1) Froriep's Tagesberichte über die Fortschritte der Natur

L'effet de cette bande est plus puissant et plus régulier que celui de la main, et son emploi est surtout indiqué dans les cas où les parois de l'utérus étant trop flasques, laissent, après chaque douleur, cet organe retomber dans la position vicieuse, qu'il doit au relâchement de ses parois ; ou bien encore, dans les cas d'antéversion, alors que la tête, au lieu d'être poussée vers la fente vulvaire, ne parvient qu'à arcbouter contre le sacrum.

D'où vient aux Américains du Nord cet usage qui chez eux est très-répandu? Froriep dit qu'ils le doivent aux Allemands. Cet auteur a-t-il raison, ou les Américains n'ont-ils pas plutôt fait aux peuplades californiennes, qu'ils ont subjuguées, l'emprunt d'une coutume qui leur paraissait utile?

Ce fait mériterait contrôle. Quoi qu'il en soit, et malgré l'exception américaine, nous croyons pouvoir affirmer que les auteurs, tant du siècle dernier que ceux du commencement du nôtre, nous semblent avoir singulièrement peu insisté sur le principe de la *vis a tergo*, dont cependant la nature fait exclusivement usage pour isoler d'avec son parent aussi bien l'être animal que l'être végétal ; et que, dans leurs ouvrages didactiques, aucun d'eux n'a tiré de cette force les usages pratiques qu'on pouvait espérer d'elle. Les brillants résultats de l'instrumentation et des manœuvres internes les absorbaient tout entiers.

Aussi, quand, au commencement de notre siècle, en

und Heilkunde, 1852, no 446, p. 224, et Von Ritgen, dans Monatschrift für Geburtsk., 1856, Bd. VIII, p. 233.

1812, Wigand découvrit ce fait important qu'on peut, à l'aide de pressions externes, corriger des positions vicieuses, fut-il traité de novateur, et son mémoire, quoique fort bien fait et adressé aux Académies de Berlin et de Paris, tomba-t-il très-vite dans l'oubli. Pourtant la version par manœuvres externes n'était pas chose nouvelle ; elle avait été vaguement indiquée par Hippocrate et conseillée plus nettement par Jacob Rueff et Mercurius Scipio (1). D'ou venait le discrédit dont eurent à souffrir les idées et les manœuvres de Wigand ? C'est qu'elles avaient à lutter contre les traditions que nous avait laissées le siècle passé. Le forceps était un moyen si pratique et si souvent applicable, que pendant plus de trente ans les accoucheurs ne songeaient pas à autre chose qu'à le perfectionner et à en systématiser l'emploi en pesant bien toutes ses indications et ses contre-indications. La version podalique elle-même était tombée en déshonneur.

Comment Wigand pouvait-il espérer trouver de l'écho en prônant une méthode qui n'avait ni le mécanisme brillant du forceps, ni sa rapidité d'action; qui exigeait en outre un diagnostic irréprochable et une grande patience? Il faut du reste, pour que la version par manœuvres externes soit praticable, des conditions tout spécialement favorables : que les eaux n'aient point encore coulé, et que l'enfant ne soit pas engagé dans le petit bassin.

Or, du temps de Wigand, les femmes étaient ce qu'elles sont de nos jours, déplorablement insouciantes

(1) Cazeaux, 7e édition, revue par S. Tarnier, p. 949.

du mode de présentation de leur enfant, et les sages-femmes bien rarement appelées à temps.

Le mémoire de Wigand (1) fut probablement égaré en France, car il n'en est parlé dans aucun de nos livres classiques ; les sages conseils de l'accoucheur de Hambourg restèrent ignorés parmi nous jusqu'en 1859, époque où parut à Strasbourg la traduction de cet opuscule par Belin et Hergott.

Cette traduction donna enfin droit de cité au procédé de Wigand, qui fut surtout préconisé par Stoltz et Cazeaux. Ce dernier consacre déjà à ce mode de version cinq pages dans l'édition de 1853 de son traité de l'art des accouchements. Pourtant, pour être juste, il ne faut pas oublier qu'avant lui, en 1835, Velpeau avait signalé les manœuvres externes comme propres à opérer, dans quelques cas, la version céphalique, et qu'en 1836, M. Lécorché-Colombe avait, plusieurs fois, à la Clinique, conseillé et pratiqué cette opération (2).

Puis, également avant la traduction d'Hergott, M. Mattei avait longuement traité la question en exagérant même les avantages du procédé et en multipliant à l'excès ses indications. En 1862 parut sur ce

(1) Le mémoire de Wigand a un titre malheureux : Drei der medicinischen Facultæten übergebene geburthsülfliche Abhandlungen. La traduction de Hergott a pour titre : De la version par manœuvres externes, et de l'extraction du fœtus par les pieds. Strasbourg, 1857.

(2) Cazeaux, 7e édition, p. 949, et Naegele et Graenser. Traité pratique de l'art des accouchements. Traduction Aubenas. Paris, 1869, p. 529.

sujet le travail très-consciencieux de Nivert (1), avec un grand nombre d'observations, les unes empruntées à différents auteurs, les autres inédites et prises à la Maternité de Paris. Il cite dans le nombre deux cas de version céphalique opérée assez facilement dans des présentations du siége.

Grâce à tous ces travaux, grâce aussi aux leçons cliniques du professeur Stoltz, les préceptes de Wigand sont aujourd'hui bien connus, et leur mise en pratique a imprimé un élan très-heureux à l'obstétrique moderne. On observe plus fidèlement la nature; on cherche à corriger à temps les présentations vicieuses, comme on s'est aperçu que parfois la nature les corrige d'elle-même; on obtient ainsi des présentations plus normales qui peuvent se terminer d'elles-mêmes et sans introduction manuelle. Une fois poussé dans cette voie on s'est mis également à faire des manœuvres externes pour aider la version ordinaire et seconder de cette manière la main qui opère intérieurement par des pressions externes, régulières et méthodiques. Cazeaux, Danyau, Robert Lee, Scanzoni, Hohl, Martin, Hecker, Spaeth, Künecke, Hegar ont fourni d'excellentes données sur ce mode de combinaison des manœuvres externes et internes dans la version.

Il résulte de ces différents travaux que tous les accoucheurs savent parfaitement à l'heure qu'il est :

1° Que tant que la poche des eaux est intacte, on peut facilement, à l'aide de pressions abdominales, faire

(1) Nivert. De la version céphalique par les manœuvres externes dans les présentations vicieuses. Thèses de Paris, 1862.

faire au fœtus de grandes excursions ; que pourvu que les eaux ne soient pas écoulées depuis trop longtemps, le fœtus n'en a pas moins encore une certaine mobilité quand même il serait déjà en partie engagé dans le petit bassin ;

2° Que les manœuvres externes secondent merveilleusement, dans la version ordinaire, la main qui opère à l'intérieur ;

3° Que les parois utérines tolèrent bien mieux les pressions manuelles qu'on ne l'avait cru jusqu'à ce jour.

L'auteur qui est allé le plus loin dans cette voie est Braxton Hicks (1). Sa *version bimanuelle* est une opération très-heureuse et sur laquelle nous reviendrons dans le cours de notre travail. La traduction de Künecke (1865) l'a popularisée en Allemagne. Elle a l'immense avantage de permettre l'opération dans des cas difficiles, où la version ordinaire serait excessivement pénible. Braxton Hicks n'introduit dans l'orifice utérin que deux ou au plus quatre doigts. Hohl avait du reste, en 1862, dans son traité d'accouchements, p. 784, décrit un procédé à peu près analogue.

Un homme qui fit ensuite faire un grand progrès à la science dans le sens des opérations obstétricales par manœuvres externes, c'est Credé.

En effet, il mit en vogue la méthode de délivrance par expression utérine, méthode à laquelle son nom est resté attaché (2). Son procédé a l'insigne avantage

(1) Naegele et Graenser. Traduction Aubenas, p. 533.

(2) Le travail le plus complet sur la méthode de Credé est inséré dans Monatschrift für Geburtsk, vol. XVI,

d'imiter le plus possible la nature ; il provoque les contractions ; il pousse le délivre par vis à tergo ; la main

p. 274, 1861, sous le titre : Ueber die Zweckmaessigste Methode der Entfernung der Nachgeburt von C. S. F. Credé. Hofrath. ord Prof. und Director der Entbindungs Anstalt in Leipzig, etc.

Pour se faire une idée nette de la question de la délivrance par expression utérine, nous recommandons, outre le travail de Chantreuil, la thèse de Marestaing (Victor-Edouard) : De la délivrance par expression. Thèses de Strasbourg, 1869. Cette thèse donne le résultat des expériences d'Aubenas.

Pour la statistique de la douleur produite :

Winckel. Zur Entfernung der Nachgeburt (article très-bien fait), dans Monatschrift für Geburtsk; 1863 Bd. XXI, p. 365.

Strassmann. Erfahrungen über credische Methode. Même journal; 1862, vol. XIX, p. 132.

Bossi. Ueber crede'sche Methode. Wiener medic. Wochenschrift; 1862, n° 25 et 26; et 1863, n° 30-32.

Pour le temps employé :

Winckel, Strassmann, *loc. cit.*

et Saussier, de Troyes. Gazette des Hôpitaux, 1864, n° 93.

Pour la question des hémorrhagies :

Les statistiques de Bossi, *loc. cit.*

Pour la question des adhérences anormales :

Statistiques de Bossi et de Strassmann, *loc. cit.*

Pour la question des incarcérations du délivre :

Strasmann, *loc. cit.*

Pour des modifications à apporter au Manuel de Credé :

Winckel, *loc. cit.*

et Künecke die Expression der Nachgeburt, dans Schuchardt's Zeitsch. f. pract. Heilkunde, 1866.

Pour la question des inflexions utérines, comme une des causes les plus fréquentes d'incarcération :

Goschler, Begründung der Crede'schen Methode dans Allgem. Wiener Med. Zeitung, 1863, n° 37.

ne touche pas les organes génitaux internes de la femme ; l'air n'y entre pas ; pas de traumatisme possible. La méthode de Credé est bien simple dans son principe, facile dans son application, et pourtant elle a pénétré lentement dans la pratique. Après l'avoir longtemps mise en usage et longtemps enseignée dans ses cours, il la publia dans ses *Vortræge für Geburtshülfe*, 1834 ; mais ce fut sans succès. Il se décida alors à en faire le sujet d'une leçon publique au congrès des naturalistes et des médecins à Kœnigsberg, en septembre 1860. Ce jour-là, le public scientifique fut gagné à ce mode de délivrance, et à partir de ce moment, la méthode se répandit très-rapidement. On fut ainsi à même de constater qu'elle n'entraînait après elle aucun inconvénient, si bien qu'on eut l'idée de l'appliquer, non pas seulement à la délivrance, mais à d'autres actes de la parturition. Martin, en effet, essaya en 1865 d'obtenir par expression la tête restée seule en arrière après la sortie du tronc (1).

Peu après, l'idée vint à Kristeller d'employer l'expression utérine pour obtenir le fœtus entier. — Ses premiers travaux parurent en 1867 ; ils méritent un examen approfondi, et nous allons maintenant leur donner une place importante dans ce travail.

Toutefois, qu'il nous soit permis, avant d'entrer dans ce sujet, de citer textuellement la traduction d'un passage de Von Ritgen, extrait d'un article inséré dans *Monatschrift für Geburtsk*, 1866, vol. VIII, p. 234,

(1) Amtlicher Bericht der 40 ter. Versammlung deutscher Natur forscher und Aertzte. Hanover, 1866, p. 320.

pour prouver combien déjà à cette époque la question que nous allons traiter occupait certains esprits en Allemagne.

« Il nous est souvent venu à l'idée que l'expulsion spontanée du fœtus se fait par *le principe de la pression ;* tandis que dans l'accouchement artificiel on n'applique guère que *celui de la traction.* Dans l'ordre de la nature les parties moyennes et inférieures de la matrice et du vagin compriment circulairement le fœtus, diminuent son volume et maintiennent durant tout ce temps son axe confondu avec le leur. Puis la partie supérieure de l'utérus se resserre sur la masse totale de l'enfant pour le pousser au dehors de haut en bas. On ne voit pas alors le menton cesser d'être fléchi sur la poitrine, ni les bras d'être appliqués sur les côtés pour se relever sur la tête; les genoux sont collés au ventre et les talons aux fesses ; le cordon reste dans l'interstice des membres et en tout cas dans le voisinage du cou et du tronc. Le placenta sort de l'utérus par une vraie expression, poussé comme le fœtus de haut en bas dans le vagin ; une fois là, c'est encore par expression qu'il doit en sortir. L'enfant qui pendant toute la durée de la grossesse n'a cessé d'être comprimé, subit sa dernière compression lors de la naissance et il la supporte.

« Que fait par contre l'homme de l'art ? Il tire avec la main, avec une anse, avec crochet et forceps sur un pied, sur un genou, sur les cuisses, les fesses, le tronc, enfin sur la tête, ou en sens inverse. Il développe sans pitié l'ovoïde du fœtus; ses membres dissociés se dressent tantôt de côté, tantôt en haut, et l'accoucheur a hâte de les saisir à ce moment et de tirer sur eux de rechef, sans songer que l'enfant supporte péniblement ce manége. Il tire ensuite sur le cordon, sur le délivre, sur les débris du placenta, tire aussi sur les membranes et parfois sur des débris d'enfant. *Tractions, toujours des tractions, et pourquoi donc dans le nombre jamais des pressions ?* »

Chose étrange ! après ces paroles si claires et si pleines de sens, l'idée ne vint pas à Von Ritgen de pratiquer les pressions abdominales. Il ne mit à profit sa belle sortie contre les tractions que pour entrer dans l'utérus, afin d'en extraire des môles ou des dégénérescences et les attirer à lui avec le creux de la main, de haut en bas ; ce qu'il fit encore, c'est dans les présentations des pieds de porter le plat de la main sur le dos de l'enfant, puis de recourber celle-ci en crochet pour saisir l'épaule et tirer ainsi le produit de la conception de haut en bas. Il conseilla également d'obtenir la tête restée seule dans l'utérus à l'aide d'une main passée derrière elle.

Comme on le voit, Von Ritgen faisait des manœuvres internes et bel et bien des tractions, tout en s'imaginant faire autre chose.

Les Anglais semblent être restés en dehors de la question que nous traitons. Playfayr et Barnes sont, à notre connaissance, les seuls auteurs qui s'en soient occupés. Barnes dans son traité d'accouchements dit : « This ressource, then should not be lost sight of. In « certain cases it may obviate the necessity of using « the forceps ; or may stand you in good stead when « instruments or not at hand. »

Quant à Playfayr, il a fait un article dans le numéro du 1er octobre de *la Lancette* de 1870, auquel nous avons emprunté deux observations intéressantes.

Entrons maintenant dans le fond même de notre sujet.

CHAPITRE II.

MANUEL DE L'EXPRESSION.

§ I. *Expression employée seule.*

Voici le manuel de l'expression utérine de Kristeller, telle que la pratique cet accoucheur lorsque les *contractions font complétement défaut* ou *opèrent d'une façon défectueuse; lorsqu'il s'agit de surmonter un obstacle mécanique;* ou bien encore *lorsqu'on désire abréger la durée du travail.*

Ce manuel a paru d'abord dans le nº du 11 février 1867 de la *Berliner Klinische Wochenschrift;* puis bien plus complétement dans *Monatschrift für Geburts kunde,* 19e vol. au mois de mai de la même année.

« Il faut faire coucher la femme sur le dos (1) et se placer à côté de son lit; après avoir exactement délimité par le palper et la percussion la forme de l'utérus, l'isoler des organes avoisinants, en écartant les anses intestinales. Quand il est trop en avant ou trop de côté, on le poussera dans l'axe du détroit supérieur (il est à remarquer cependant que dans certains cas

(2) Playfayr dit avoir toujours bien réussi ses manipulations en faisant coucher les femmes sur le côté, suivant l'ha bitude anglaise.

l'on obtient plus de succès lorsque l'organe gestateur est légèrement incliné de côté) ; puis on le saisira avec des mains sèches, dont le bord cubital sera dirigé vers le bassin et la face palmaire appliquée sur le fond ou sur les côtés de l'utérus, mais seulement sur sa moitié supérieure.

« Le pouce devra rester sur la face antérieure. Puis rapprochant les uns des autres les doigts, qui étaient plus ou moins écartés, on cherchera à les faire passer autant que possible en arrière de l'utérus. Cela réussit très-facilement sur l'abdomen flasque et mou des multipares et dans les grossesses gémellaires après l'expulsion du premier enfant (la manœuvre ne doit pas être employée auparavant); cependant on y arrive aussi chez les primipares et sur des ventres graisseux après une certaine accoutumance ou en recourant aux narcotiques. Les mains devront être à égale hauteur et non pas, comme dans la méthode de Wigand, placées l'une plus haut que l'autre.

« On pressera alors légèrement les parois abdominales contre l'utérus à l'endroit saisi ; puis, maintenant toujours les mains à la même place, on exercera une pression légère, qu'on augmentera graduellement; après avoir continué cette pression un certain temps il faut la diminuer peu à peu.

« Les pressions sur le fond de l'utérus doivent être dirigées de haut en bas, tandis que celles sur les parois latérales convergeront vers l'axe de l'organe de la gestation.

« La durée de ces compressions variera de cinq à huit minutes ; elles seront répétées dix, vingt, quarante fois et séparées l'une de l'autre par des pauses de une demi-minute, une minute, et même trois minutes, suivant l'urgence du cas, l'époque du travail où l'on se trouve, et la sensibilité de la patiente. Dans cette succession de pressions intermittentes ainsi pratiquées, il faut opérer tantôt sur le fond, tantôt sur une portion supérieure et latérale de l'utérus, en n'oubliant pas que lorsque son orifice est encore peu ouvert, peu dilatable et que son diamètre ne dépasse pas 5 centimètres il faut moins agir sur le fond et préférer les compressions latérales.

« Quand, au contraire, l'orifice est plus ouvert et mou, les compressions sur le fond produisent un meilleur effet. Dans les cas difficiles, qu'on fasse une plus longue pause, de dix à quinze minutes, par exemple, après une série de dix à quinze compressions. Vers la fin de l'accouchement, on ne peut plus varier la place des applications ; elles ne se font guère que sur le fond de l'utérus, et cela se comprend puisqu'à mesure qu'il se vide, il offre moins de prise.

« Il n'est pas toujours nécessaire de répéter les applications aussi souvent que nous venons de l'indiquer, et l'on est tout étonné parfois de voir se terminer, par un très-petit nombre de compressions, un accouchement lent, qui avait présenté plusieurs heures de répit ou un travail très-laborieux à progrès presque nuls. Parfois il faut plus de temps, mais alors il y a sans doute contre-indication à l'emploi de notre procédé. C'est pourquoi nous conseillons, en règle générale, si, après vingt à trente compressions bien faites, on ne constate pas de résultats manifestes, de ne pas persister plus longtemps.

« Pour faire un premier essai de nos manœuvres, continue Kristeller après l'exposé de son manuel, qu'on débute par une multipare à parois flasques, ayant un arrêt du travail dans la seconde période de l'accouchement, avec un col bien ouvert et une position normale, tête ou siége indifféremment; la présentation du siége est plus instructive, surtout si le ventre de l'enfant est tourné en avant. Qu'on fasse d'abord des compressions à pauses longues et que l'on continue ce genre de manipulations quand les contractions se produisent; s'il n'en survient pas, ou si elles sont rares, qu'on feigne des intervalles de contractions, mais que ces intervalles ne soient pas de plus de cinq minutes. Un autre cas favorable pour une première application de notre méthode, c'est quand la tête reste dans l'excavation, que l'utérus étant épuisé, elle n'avance pas, quoique cependant l'orifice vaginal soit bien préparé, ou encore, quand la tête étant sortie, ce sont les épaules qui font obstacle. »

Kristeller a fait ses débuts dans des circonstances pareilles; il fut amené à employer son système pour la première fois un jour où il se trouva dépourvu d'instruments en face d'une tête qui restait immobile dans l'excavation. Se souvenant de cas analogues où il avait constaté avec son forceps à dynamomètre qu'il suffit d'une force de 2 1/2 à 3 kilogrammes pour mettre au jour des têtes qui passent ainsi des heures entières sans se mouvoir, il essaya des frictions et du massage ; mais en vain. Il eut alors l'idée de faire pour le fœtus entier ce que Credé recommande pour le délivre. Le succès fut complet et l'accouchement terminé en quelques minutes.

Une autre très-bonne occasion de s'exercer à la méthode, c'est d'employer simultanément l'extraction et l'expression quand on est forcé d'appliquer le forceps ou de faire la version : c'est ce qu'on va voir dans le paragraphe suivant.

§ II. *Expression combinée à l'extraction.*

Comme on le verra dans notre observation n° 7, l'expression ne peut fournir qu'un faible déploiement de force. Elle est insuffisante pour les rétrécissements. Aussi est-il logique que, dans les cas de ce genre, on cherche à la combiner à l'application du forceps, puisqu'alors la pression et l'extraction développent des forces qui ne luttent pas en sens contraire, mais produisent une résultante qui est la somme des deux.

En outre, le champ opératoire de ces méthodes est très-distinct, et le manuel de l'une ne nuit pas à celui de l'autre. Il n'y a donc point lieu d'être surpris qu'on ait songé, il y a déjà longtemps, à venir en aide au forceps par des manœuvres externes.

Credé nous paraît avoir été le premier à expérimenter, puis à recommander l'emploi des pressions à travers les parois, pour amener au dehors la tête restée seule en arrière. — On peut lire dans ses *Klinische Vorträge über Geburtshülfe*, Berlin, 1854, page 763, que « parfois on réussit à pénétrer dans l'intérieur du vagin avec une main entière assez loin pour pouvoir la placer sur l'occiput et pousser ainsi la tête en bas ; quand cette manœuvre ne réussit pas, on peut encore faire faire par un aide une pression externe, *uniquement externe*, sur l'occiput, ce qui donne de très-bons résultats. »

Carl R. Braun recommande (Lehrbuch der Geburtshülfe. Vienne, 1867, p. 813,) lorsqu'il s'agit d'une tête restée seule en arrière, et que les douleurs font défaut, d'exercer une pression notable sur les parties supérieures de la tête à travers l'abdomen.

Edouard Martin pratique cette méthode avec autant de prédilection que de succès. Il a beaucoup fait pour la propager en la signalant d'une manière *très-particulière* aux accoucheurs qui se trouvaient parmi les naturalistes du congrès de Hanovre, en 1865, et il donnait, comme argument en sa faveur, l'insuffisance de la manœuvre de Smellie et les dangers de celle de Seyfert, de Prague.

Mais c'est à Kristeller que revient l'honneur d'avoir généralisé la méthode. « Je ne vois pas, dit-il, pourquoi nous n'emploierions l'expression et l'extraction combinées que pour la tête exclusivement. Je conseille au contraire de ne jamais omettre de faire des manœuvres d'expression pour faciliter toutes les applications du forceps et toutes les extractions manuelles quelconques. » (Kristeller, neues Entbindungsverfahren Monatschrift für Geburtsk., vol. XIX, page 362).

Les avantages de la *méthode mixte* sont d'après lui

de *forcer l'utérus à se rétracter, la tête à se maintenir fléchie et la rotation à se faire comme elle se fût faite normalement; par conséquent d'avoir un mécanisme se rapprochant du travail naturel dans toutes ses phases; la traction sur le fœtus est moindre, la compression des parties maternelles moindre également, et l'enfant a beaucoup plus de chances de vie.* Qui ne sait en effet combien grande est la mortalité des enfants qu'on obtient par extraction manuelle; et certes cette mortalité provient de ce que la tête se défléchit, de ce que la rotation s'opère tout autrement qu'elle ne le devrait, de ce que l'utérus ne peut revenir à temps sur lui-même, c'est-à-dire, de ce qu'on crée un ensemble de circonstances tout à fait contraire à la marche normale des choses. « Je suis convaincu, » dit encore Kristeller, « que le taux élevé des morts par extraction s'abaissera à mesure que l'expression sera plus employée, et je voudrais qu'on enseignât à toutes les sages-femmes comment elles doivent venir en aide par l'expression aux opérateurs qui pratiquent l'extraction. »

Dans les manœuvres d'expression et d'extraction combinées, il est évident qu'« *il faut opérer en mesure,* qu'*il faut faire varier la force qu'on déploie suivant que les contractions augmentent, sont à leur summum ou décroissent.* » Je n'insiste pas là-dessus, car cela se comprend de soi.

Le bon sens indique également de *débuter par l'expression et de lui donner la plus grande part possible.* Ainsi l'extraction se trouvera réservée pour les cas difficiles; ainsi se trouvera également résolue la question de savoir, dans les différentes circonstances, quelle part donner à chacune des deux manœuvres.

Notre observation 7 démontre bien clairement que la méthode mixte dont nous parlons permet à l'accouchement de se faire en exigeant du forceps un effort bien moindre que s'il opérait seul. Mais il y a plus : l'effort qu'aura à déployer l'instrument n'est pas diminué seulement de la quantité de force que produit l'expression ; *il est moindre d'une façon absolue*. Si, par exemple, pour amener une tête au-dehors, un forceps doit produire une traction de 20, la méthode mixte n'aura besoin que d'un total de 16 environ ; et cela pour plusieurs raisons : parce que *la tête reste fléchie, qu'elle sort suivant ses petits diamètres et qu'enfin l'activité utérine est réveillée ; en sorte que le travail est réparti entre trois facteurs : extraction, expression, et contractions utérines. Le produit de ces trois facteurs doit évidemment être la plus grande économie de force possible.* Nous ne doutons pas que, quand on aura pratiqué l'expression sur une plus grande échelle, ce fait ne soit constaté bien clairement.

CHAPITRE III.

Observations.

La première expression méthodique du fœtus entier a été pratiquée par le Dr Schwabe, le 21 février 1867, à la Charité de Berlin, dans un cas de présentation du siége. Les internes du professeur E. Martin à l'hôpital de clinique en firent peu après trois autres qui ne furent que l'objet de communications orales à la réunion du 12 mars de la Société obstétricale de Berlin. D'autres beaucoup plus nombreuses furent faites par Credé de Leipzig, mais elles sont inédites, Credé préparant un grand travail sur ce sujet. Kristeller en fit 19 : 14 sont des cas d'expression simple et 5 d'expression combinée à l'extraction.

Voici les huit plus importantes. Les deux qui terminent notre chapitre d'observations sont empruntées à Playfayr.

Observation I.

Grossesse gémellaire.— Extraction.— Le premier enfant meurt.— Expression.— Le second enfant vit. — La mère bien portante.

Mme L..., marchande, jeune primipare. — Je suis appelé par le Dr B... ; il était six heures du soir ; la femme souffrait depuis six heures du matin, elle était très-agitée et énervée. La forme arrondie de l'utérus, sa plénitude complète, ainsi que la palpation indiquaient clairement une grossesse gémellaire. Les muscles abdominaux et l'utérus étaient minces ; les douleurs très-pénibles; l'utérus ne se durcissait pas, paraît-il, suffisamment ; les contractions n'avançaient pas le travail. A l'examen intérieur je trouvai : un conduit vaginal bien préparé, un peu chaud, un orifice de 6 centimètres 5 millimètres, très-sensible, la poche des eaux rompue. Première position du siége : celui-ci non tuméfié ; le pied gauche facile à saisir ; autour de ce pied une anse du cordon à très-faibles pulsations. La mère étant fort éprouvée par la longueur du travail, avait perdu tout courage, parce que les douleurs la tourmentaient beaucoup sans produire d'effet ; elle se livrait à des mouvements désordonnés. D'autre part, le cœur de l'enfant ne battait plus. Je me déterminai, d'après cette double indication, à faire l'extraction manuelle. L'opération fut simple jusqu'au dégagement des bras, lequel fut difficile. La tête fut encore plus difficile à obtenir. L'enfant, une fille, n'avait plus de pulsations, tous les moyens employés pour la ranimer échouèrent.

Après un repos de quelques minutes, de nouvelles contractions recommencèrent; elles étaient en tout semblables aux précédentes. Je fis alors un examen (c'était vingt minutes après la naissance du premier enfant) : la poche des eaux n'était pas du tout tendue pendant les douleurs ; le siége était facile à diagnostiquer: il était cette fois-ci en deuxième position.

D'après ce que nous avait appris la première partie de cet accouchement, et d'après la constatation du genre des douleurs actuelles, il y avait tout lieu de croire que cette seconde naissance traînerait en longueur et mettrait la femme en danger. On pouvait d'autant moins espérer que celle-ci prît une part active au travail, que la certitude d'avoir un second enfant l'avait profondément désolée. Elle se plaignait beaucoup de ses douleurs et disait qu'elle n'aurait jamais la force de les supporter. Je commençai à faire l'expression environ une demi-heure après la naissance du premier enfant ; l'utérus, qui maintenant avait une forme plus ovalaire, était incliné à gauche ; je le poussai dans l'axe; cette fois il était facile à cerner. Après les premières compressions, parut dans le vagin un corps vésiculaire rempli de liquide ; cette masse avait des parois très-minces et la forme d'une crosse allongée, son bout aminci était dans l'utérus. Comme je pus m'en rendre compte plus tard, c'était la membrane amniotique qui faisait hernie à travers une rupture du chorion. Il n'y avait pas lieu de faire éclater cette poche, d'autant plus qu'elle me servait à mesurer l'effet de mes pressions. Bientôt celle-ci fut déformée par la présence du siége de l'enfant. Finalement, les manipulations firent durcir l'utérus, mais on n'obtint jamais la dureté normale ; dès lors la femme se plaignit moins qu'auparavant. Le grand diamètre du siége se mit dans le second diamètre oblique du bassin ; le ventre tourné à gauche et en avant ; l'enfant conserva cette position même sur le plancher de l'excavation. Puis en avançant, à mesure que je comprimais, sa hanche droite vint se placer à l'extrémité antérieure du premier diamètre oblique et resta là stationnaire. La hanche gauche un peu élevée, traversa l'orifice, et le tronc sortit sans peine à gauche et en arrière. Comme la tête hésitait à passer, je fis quelques tractions; avec deux doigts de la main droite, je pressai sur les épaules, tandis qu'avec la main gauche je comprimais le fond de l'utérus, et de la sorte, la tête fut facilement obtenue. L'enfant, qui était un garçon, se mit aussitôt à crier. Les suites de couches furent normales.

Observation II.

Présentation du siége en position transversale. — Ventre en avant — Contractions infructueuses. — Arrêt du travail. — Bruits du cœur fœtal faible. — Expression. — Mère et enfant bien portants.

Femme K..., Polonaise, 25 ans, brune vigoureuse, de taille moyenne, tertipare. — Les douleurs surviennent un matin à six heures. Je suis appelé le soir à huit heures par Mme K...., sage-femme du quartier. Celle-ci me dit que les contractions sont très-espacées, aussi douloureuses que sans résultat et que les eaux viennent tout récemment de s'écouler. L'examen nous montre :

A l'extérieur : Enveloppes abdominales tendues, grasses, épaisses d'environ 2 centimètres ; utérus de bonne forme, très-peu distendu par du liquide amniotique. En avant, on sent de petites parties, mais peu nettement ; les bruits du cœur fœtal sont faibles.

A l'intérieur : Les grandes lèvres sont très-denses ainsi que le périnée, mais extensibles ; le vagin est plein de méconium, le doigt y rencontre le scrotum de l'enfant très-tuméfié ; plus haut se trouve son pénis à l'extrémité antérieure du diamètre sacro-pubien. Le siége de l'enfant remplit l'orifice qui est d'environ 7 centimètres, tendu même dans les intervalles des contractions. Les tubérosités ischiatiques du fœtus se trouvent dans le diamètre transversal du détroit supérieur, ainsi nous avons affaire à une présentation tout à fait transversale, ventre en avant. Pendant l'examen, je constate des douleurs très-violentes, tout à fait spasmodiques, qui n'avancent nullement les choses. Il n'y a pourtant aucun rétrécissement du bassin.

Je me décide à accélérer l'accouchement, vu la position mauvaise de l'enfant, les bruits de son cœur qui faiblissent, et le temps qu'a déjà duré le travail. J'enlève du vagin le méconium qui s'y trouve en abondance et je commence mes compressions. La sage-femme note l'heure du début de l'opération et elle en suit les progrès en plaçant un doigt dans le vagin.

A la troisième compression, le scrotum lui paraît se rapprocher, et les suivantes font faire des progrès notables. Après 12 compressions qui ont duré dix minutes, le scrotum tout cyanosé est en grande partie visible hors du vagin. L'enfant est encore en position transversale, le pénis également violacé apparaît sous les symphyses; la hanche gauche se trouve à gauche du plancher de l'excavation. Je rapproche mes manipulations et je profite de l'occasion pour étudier dans sa marche ce mécanisme rare. L'enfant fait en apparaissant au jour une rotation telle que le pénis qui me sert de point de repère quitte la symphyse pour s'en aller en arrière et en bas de la grande lèvre droite. La cuisse gauche de l'enfant est dressée en l'air et passe avec la hanche sous les arcades; la cuisse droite est fléchie au niveau du genou et le pied de ce côté se tourne vers la commissure postérieure. L'enfant répond par son diamètre bi-iliaque au diamètre antéro-postérieur du détroit inférieur. Je comprime davantage, et à mesure l'utérus diminue, se durcit, et les enveloppes abdominales se relâchant me permettent de saisir toujours mieux le fond de l'utérus. L'enfant est donc sorti jusqu'au niveau de ses omoplates, en ayant son dos tourné à gauche et en avant, ses épaules se trouvant dans le deuxième diamètre oblique. Jusqu'ici j'ai fait en tout 24 compressions et employé dix-sept minutes. L'enfant s'agite et fait des respirations abdominales; je touche le cordon qui bat faiblement et lentement; les bras sont aussi bien que possible sur les côtés du thorax; il s'agit de se hâter. Je saisis le fond de l'utérus des deux mains, je rapproche plus encore les compressions; l'utérus se contracte parfaitement, la femme pousse de son côté, et au bout de 5 compressions et de deux minutes, la tête sort du détroit inférieur suivant son premier diamètre oblique. L'enfant a une anse autour du cou; il fait des mouvements respiratoires, sa face est tournée vers la cuisse gauche de sa mère. Je le redresse, j'enlève les mucosités qui remplissent sa bouche et il se met à crier vaillamment. Après un repos de quelques minutes je fais les compressions pour la délivrance. Le placenta sort régulièrement et l'utérus vidé et bien durci se trouve à sa place normale. Il m'a donc fallu, pour la sortie de l'enfant, 29 compressions qui ont duré en tout dix-neuf minutes, vingt-cinq minutes si l'on comprend l'expulsion du délivre. La femme se trouve très-soulagée et m'affirme que son accouchement n'a pas été plus douloureux que les deux précédents qui avaient été normaux.

L'enfant mesure : circonférence de la tête, 35 centimètres ; diamètre bitemporal, 7 cent. 5 millim. ; bipariétal, 9 c. 5 m. ; occipito-frontal, 11 ; occipito-mentonnier, 12,5 ; longueur du corps, 50.

Si le dégagement des bras nous avait présenté quelques difficultés, l'enfant se fût trouvé en danger de vie. Il y a échappé par la bonne position de ses bras et par la marche heureuse de son expulsion dans son ensemble ; mais l'expression a sans doute été pour beaucoup dans ce succès.

Observation III.

Grossesse pénible. — Insertion vicieuse du placenta. — Tête très-élevée. — Orifice, 5 centimètres. — Beaucoup de gaz intestinaux. — Engagement de la tête par expression. — Terminaison naturelle. — Mère et enfant bien portants.

Mme H...., marchande, âgée de 21 ans, grasse, lymphatique, fortement charpentée. Grossesse très-pénible. Inflammation du foie, au quatrième mois ; pendant le reste de sa grossesse, apparence ictérique. En même temps, œdème des pieds très-généralisé ; urine rare sans albumine ; catarrhe bronchique et respiration courte. Le jour de l'accouchement, je fus appelé à six heures et demie du soir ; les douleurs avaient commencé le matin de bonne heure ; dans l'après-midi, la poche des eaux se rompit ; dès lors, il y eut de temps à autre de petites hémorrhagies sans importance. Voici ce que je constatai : plus d'ictère, légère bouffissure de la face, respiration courte ; environ 20 inspirations par minute, avec râles sifflants dans les bronches.

A l'extérieur. Ventre développé, très-ballonné ; à sa plus grande circonférence il mesure 1m,08 centimètres. La peau de l'abdomen est grasse et ne se laisse que difficilement pincer ;

l'utérus gros, peu mobile, est tout à fait incliné à droite; son bord gauche ne dépasse guère la ligne blanche. Toute la moitié gauche du ventre est élastique, mais peu dure, et donne partout de la sonorité; la région du foie et de l'estomac n'est pas sensible au toucher; les bruits du cœur de l'enfant ont leur maximum à droite entre l'épine iliaque antéro-supérieure et l'ombilic, mais sont faibles.

A l'intérieur. Vulve souple, bien préparée. Dans le vagin, caillots assez abondants. Bassin normal, orifice élevé, ouvert d'environ 5 centimètres et mince. La tête est en première position occipitale, et en majeure partie dans le grand bassin; à gauche elle repose sur la ligne courbe, et ne presse pas également sur tout le contour de l'orifice; à droite, on pénètre facilement entre la tête et l'utérus; on trouve la surface interne de ce dernier inégale. En montant encore plus haut, le doigt arrive sur le bord du placenta, à 1 centimètre 1/2 environ au-dessus de l'orifice. Les douleurs viennent à peu près toutes les dix minutes, durcissent le fond et le corps de l'utérus, mais ne pressent pas la tête contre l'orifice, parce qu'il reste un vide à droite, même pendant les contractions. Après chaque douleur, l'hémorrhagie est un peu plus forte.

Il y avait donc indication de déplacer la tête du côté gauche du bassin, et à mieux l'engager dans l'orifice, aussi bien pour tamponner que pour régulariser le mécanisme de l'accouchement. Mes manipulations intérieures, faites dans ce but, restèrent sans effet. L'orifice peu ouvert empêchait le passage de la main; cependant je pus introduire avec peine deux doigts entre la tête et le bassin; mais je ne pus, malgré tous mes efforts, la faire basculer. Pas moyen d'arriver sur la tête par l'extérieur, parce que les intestins très-gonflés ne pouvaient pas être écartés, et empêchaient qu'on pût sentir l'utérus au travers. A cause de son état général, la femme ne pouvait pas supporter le décubitus sur le côté gauche. Peu d'espoir de l'emploi du *Colpeurynter*, à cause de la position élevée et penchée de la tête. Le tamponnement de l'espace vide, au moyen de charpie ou de tampons élastiques, eût excité la surface interne de l'utérus, et empiré l'obliquité de la tête. On aurait encore pu essayer d'engager une hanche, d'après la méthode de Braxton Hicks; cependant, l'accouchement par la tête nous semblait devoir mieux ménager la vie de l'enfant.

Dans ces circonstances, je me résolus à essayer l'expression.

Les gaz qui remplissaient les intestins furent un grand obstacle à cette opération. Cette circonstance, jointe à l'épaisseur des parois, fit de ce cas l'un des plus difficiles qui me soient survenus. L'utérus pouvait facilement être cerné à droite; mais à gauche les anses intestinales pouvaient constamment gêner la manœuvre. Je ne pus remettre l'utérus dans l'axe; il fallut le laisser dans la position qu'il avait. Le fond pouvait à la rigueur être saisi des deux côtés, et ce fut sans doute au niveau de l'insertion de la trompe que je pratiquai mes manipulations. Je faisais toutes les deux ou trois minutes une compression; chaque fois l'utérus se durcissait, et il survenait une bonne douleur. Après quinze compressions, qui avaient duré quarante minutes, j'étais parvenu à bien engager la tête dans le col et dans le petit bassin. En examinant, je constatai que la protubérance occipitale se trouvait un peu en arrière du centre de la cavité cotyloïde gauche. Ma tâche était finie, j'abandonnai le reste de l'accouchement à la nature. L'orifice avait 7 centimètres, et se trouvait à peu près de niveau avec le détroit inférieur. Je dois avouer que, pour que l'utérus fût à ce niveau, il a fallu qu'il s'abaissât et qu'il fît prolapsus dans le vagin, ce fut sans doute un effet de ma manœuvre. Je crois que cette descente d'un col non encore complétement dilaté survient dans des accouchements normaux, et n'est pas une chose grave. J'en ai vu des cas bien plus sérieux dans des accouchements naturels, dans lesquels le col se trouvait descendu jusqu'au niveau des parties génitales externes, et qui cependant se terminèrent sans aucune circonstance fâcheuse pour la mère.

Aussi, dans le cas présent, il n'y a eu aucun accident. L'opération terminée, le reste du travail fut un peu long, les douleurs se prolongèrent encore pendant une heure toutes les sept à dix minutes, mais elles étaient fructueuses et produisirent le retrait complet de l'orifice; puis les contractions se répétèrent davantage, et gagnèrent en énergie quoique la femme fût assez passive. L'hémorrhagie était arrêtée. A dix heures, l'accouchement se terminait par la naissance d'une fille vivante, en première position occipitale, sans déchirure du périnée. J'eus du reste recours à des incisions longitudinales de la muqueuse, car la peau, proprement dite, prêtait assez, et la tension n'existait que du côté de la muqueuse.

Au bout de dix minutes, placenta très-volumineux, utérus dur, bien rétracté. Les membranes étaient déchirées tout près de l'insertion placentaire; le cordon avait 40 centimètres de long, la tête de l'enfant 32 de circonférence. Diamètre bitemporal, 8 centimètres, bipariétal, 9,2, occipito-frontal, 11, et occipito-mentonnier, 13,5. Une demi-heure après la naissance, il y eut une hémorrhagie, ainsi que le lendemain matin; toutes deux s'arrêtèrent d'elles-mêmes. Le premier jour des couches fut très-fébrile, douleurs de tête aiguës, augmentées par des quintes de toux; le ventre fort ballonné augmentait l'état de souffrances. L'utérus était bien revenu sur lui-même et pas douloureux. Des lavements et de la morphine procurèrent du soulagement, et, à partir du cinquième jour, les suites de couches furent régulières. J'ai revu la femme sept semaines après, et je l'ai trouvée rentrée dans l'activité de la vie. L'état de l'utérus était normal.

Observation IV.

Accouchement prématuré. — Insertion vicieuse du placenta. — Enfant mort, en présentation du tronc. — Version, puis expression. — Suites de couches pénibles. — Mère bien portante.

Mme M..., femme de receveur, âgée de 40 ans, multipare, a fait plusieurs fausses couches, est enceinte pour la septième fois, et accouche de nouveau six semaines trop tôt. Je fus appelé par mon collègue, le Dr B..., à quatre heures du matin; la femme souffrait depuis dix-huit heures, elle avait perdu les eaux vers minuit; c'était une femme pâle, faible, maigre, très-énervée par de pénibles douleurs et par des métrorrhagies d'une certaine importance. Les enveloppes abdominales sont minces et flasques et permettent de sentir un utérus très-tendu, tiré en largeur, de forme irrégulière. La tête de l'enfant, située en bas et à droite, et le siége à gauche et en haut constituent deux saillies fort marquées. Tandis que le côté droit de l'utérus est large et arrondi là où il s'unit au fond, son côté gauche dessine en face une dentelure bien caractérisée. L'utérus peut facilement être cerné par derrière ; sa face postérieure est bombée, tandis que l'antérieure est presque plane ; il y a beaucoup de sang épanché et le vagin est distendu par de gros caillots ; en outre, on sent dans ce canal, en arrière, le bras droit, en avant la main gauche, et à gauche une portion notable du placenta. Le col mou présente une ouverture de 6 à 7 centimètres de diamètre. On y trouve l'épaule droite, l'omoplate en arrière, le creux axillaire ouvert à gauche, et plus haut encore, le cordon sans pulsations. Le placenta n'est pas seulement détaché à l'endroit où il fait prolapsus, mais on le sent séparé de l'utérus sur une plus grande étendue ; car entre lui et ce dernier la main arrive dans une espèce de cul-de-sac, et il y a tout lieu de croire que déjà avant l'arrivée du Dr B..., la sage-femme a fait de vaines tentatives de version. Le grand épuisement de la femme et l'écoulement sanguin qui durait toujours, exigeaient une prompte intervention. J'amenai le pied droit par la manœuvre habituelle de la version ; cette opération par suite du retrait de l'utérus était difficile et très-douloureuse pour la femme. En passant avec la main près du placenta, je sentis dans cet organe de fortes pulsations ; c'était un battement remarquablement fort, perceptible sur une grande surface, isochrone avec le pouls maternel et survenant un instant plus tôt que le pouls radial que j'avais sous la main. Les hanches de l'enfant se trouvèrent par suite des tractions dans le second diamètre oblique, son ventre tourné à gauche et en avant. Lorsque je sortis ma main du vagin, il se produisit un grand jet de sang, lancé fortement au devant des parties génitales ; je tirai doucement le pied qui sortait d'après la méthode de Braxton Hicks pour faire servir le siége de l'enfant comme tampon ; mais ce mécanisme était d'une part pénible à la femme, d'autre part, sans succès contre l'hémorrhagie ; le sang coulait toujours. Je fis alors l'expression, elle exigea six minutes. J'employai avec intention des compressions courtes et de longues pauses pour que l'utérus se contractât bien sur l'enfant qui avançait avec une grande facilité. Une fois, je fus aidé par une bonne douleur. Je dois faire observer que dans ce cas les compressions ne furent pas du tout douloureuses; au contraire, elles procuraient à la femme une sensation bienfaisante; si bien qu'elle s'écriait: «Oh quel soulagement vous me procurez en pressant ainsi, monsieur le docteur!» Pendant la descente de l'enfant, sa hanche droite se dirigea vers la paroi antérieure du bassin de l'extrémité antérieure du deuxième jusqu'à l'extrémité antérieure du premier diamètre oblique. Les bras se maintinrent bien appliqués au thorax, en bonne position, et la tête sortit suivant le second diamètre oblique. Le placenta vint peu après la naissance et avec lui beaucoup de sang; l'enfant non à terme, mort, avait 44 centimètres de longueur; sa tête mesurait 29 centimètres de circonférence, 10 c. 5 de diamètre antéro-postérieur, 7 c. 25 de diamètre bitemporal, 8 c. 5 de diamètre bipariétal, 11 c. 25 de diamètre occipito-mentonnier.

Les suites de couches ne furent pas faciles, l'utérus était bien revenu sur lui-même, il n'y eut plus d'hémorrhagies; mais la femme était très-épuisée par le sang qu'elle avait perdu. Les deux premiers jours, tout alla bien; le troisième, il y eut une forte fièvre avec frissons légers, et température très-augmentée. Durant la nuit, pas de sommeil. Le quatrième jour, beaucoup de chaleur; pouls, 120 à 130; le bas-ventre très-sensible à la pression; la morphine procure un bon sommeil et une diminution de la fièvre. Le cinquième jour, la femme est notablement mieux; pouls 80, température peu élevée; langue nettoyée et humide; ventre mou, non sensible; l'utérus dur, rapetissé, peut être saisi de tous les côtés et n'est plus douloureux. Le septième jour, la femme fut très-ébranlée par une frayeur et se mit à déraisonner sans avoir beaucoup de fièvre, ce qui, paraît-il, lui était déjà arrivé, car elle est très-nerveuse. La nuit, insomnie. Nouvelle fièvre le huitième jour, cette fois-ci plus forte; nouveau délire. La digitale et la morphine firent tomber la fièvre au neuvième jour; pouls 88, peau modérément chaude; bonne transpiration, langue bonne, idées lucides. La patiente est très-faible, très-fatiguée, mais généralement mieux, causante et se souvient très-nettement de ses divagations. A partir de ce moment, son état s'améliora régulièrement; les lochies n'ont jamais été suspendues. La femme se leva dès le seizième jour et se remit complétement.

Dans cet exemple d'insertion vicieuse et d'accouchement prématuré, l'expression nous a offert un moyen précieux d'activer les choses, quoique les suites de couches n'aient pas été simples. Notre méthode n'a amené aucune complication ; ce qui est certain, c'est qu'en produisant le retrait de l'utérus, elle a beaucoup contribué à arrêter l'hémorrhagie. Le fait du bien-être éprouvé par la malade lors des compressions est fort intéressant, il est conforme aux expériences que j'ai déjà faites que dans les accouchements naturels, les femmes éprouvent souvent un grand soulagement pendant les compressions.

Observation V.

Accouchement prématuré. — Fœtus hydrocéphale mort. — Tête très-élevée. — Terminaison en quatre minutes. — Mère vivante.

Mme N..., femme pâle, maigre, faible, âgée de 40 ans ; enceinte pour la troisième fois après n'avoir pas eu d'enfants depuis onze ans. Grossesse très-pénible ; les douleurs surviennent au milieu du jour, quatre semaines avant terme. Elles se répètent de quart d'heure en quart d'heure, elles sont très-vives. La sage-femme, appelée la nuit suivante, découvre que l'enfant est dans une mauvaise position et le médecin demandé, le Dr K..., trouve à quatre heures du matin : un orifice de 4 c., rigide et douloureux ; la poche des eaux peu tendue pendant les contractions; celles-ci rares et douloureuses. L'enfant placé horizontalement, la tête dans la fosse iliaque gauche, le dos en avant, la main droite dans l'orifice, les bruits du cœur non perceptibles. Le Dr K... prescrit des compresses chaudes autour du ventre ; à huit heures du matin, la présentation s'est améliorée, la tête est descendue, mais se trouve toujours au-dessus du détroit supérieur. On reconnaît manifestement un hydrocéphale, avec des os très-écartés et chevauchant facilement les uns sur les autres ; l'orifice est de 8 centimètres, mou, dilatable ; les eaux sont écoulées. A ce moment, le Dr K... me fait appeler ; je trouve le cas très-favorable pour mon procédé ; les parois abdominales sont flasques, les voies bien préparées; la tête est trop haut pour une application de forceps, du reste, elle est si molle que l'instrument n'aurait pas de prise. La version et l'extraction manuelle épuiseraient une femme faible et déjà fatiguée par un travail de vingt heures; c'est là ce qui me décida. Je la narcotisai légèrement. Le Dr K.... constata l'heure du commencement des compressions. Dès la seconde, la tête se présentait dans le vagin sous l'aspect d'une outre allongée; à la troisième, la tête était entièrement dehors en première position; à la suite des autres l'enfant sortait, faisant normalement sa rotation, le dos tourné vers la cuisse gauche de sa mère. Il fallut en tout une dizaine de compressions et quatre minutes suffirent pour l'accouchement; l'enfant devait être âgé de 34 à 36 semaines, il était mort depuis plusieurs jours, à en juger par la coloration bleue du crâne et de la figure et par son épiderme qui tombait en grands lambeaux. Le placenta se détacha sans peine, l'utérus se durcit bien, la femme fut très-soulagée, et les suites de couches furent normales.

Observation VI.

Tête restée en arrière, retenue par une contracture spasmodique du col.— Enfant mort.— Hémorrhagie interne.— Dégagement de la tête par expression.— Terminaison de l'accouchement par extraction et expression combinées. — Mère bien portante.

Mme P..., multipare de 32 ans; l'enfant s'était présenté par le siége, il était à terme et très-vigoureux. La sage-femme, Mme V.., disait en avoir fait l'extraction. Je trouvai la patiente pâle, très-épuisée, son pouls fréquent et dépressible. L'enfant était sorti à demi, à la hauteur environ de la sixième vertèbre dorsale et se trouvait en travers, le dos tourné en avant. Les circonstances donnaient tort à la sage-femme qui prétendait avoir fait l'extraction, car toute la portion de l'enfant qui était sortie semblait avoir été frottée avec une toile; elle était propre, sèche et luisante, sans la moindre trace d'enduit ou de sang, tandis que tout ce qui se trouvait au-dessus de la vulve en était recouvert; le sang ruisselait au niveau de la commissure postérieure du vagin et les draps en étaient remplis. Le cordon mou ne battait plus; le fond de l'utérus était pâteux et situé plus haut qu'il ne l'aurait dû dans les circonstances actuelles. Ce fait, ainsi que le sang qui s'écoulait, me faisait supposer une hémorrhagie interne. L'examen intérieur me fit voir que les deux bras étaient relevés et que la tête était encore tout entière dans l'utérus; le dégagement des bras réussit, mais non sans peine. En voulant continuer l'extraction je parvins à faire sortir un peu le thorax du petit bassin, mais le fond de l'utérus descendait tellement pendant ces manœuvres qu'il y avait fort à craindre un resserrement spasmodique du col et une chute complète de l'utérus, même une rupture de cet organe. Je dus donc renoncer à l'extraction et me décider pour l'expression. Après 15 compressions qui prirent 8 minutes, la contraction avait cédé et la tête s'était engagée dans le petit bassin. Je l'obtins très-facilement par l'extraction et l'expression combinées. J'exprimai le placenta sitôt après la sortie de la tête et en même temps une grande quantité de sang. L'utérus se contracta bien, il n'y eut pas d'autre hémorrhagie pendant les suites de couches; la femme mit un peu de temps à se remettre et put quitter son lit le douzième jour.

Observation VII.

Léger rétrécissement. — Tête grosse. — Expression sans succès. — Combinaison du forceps et de l'expression. — Mère et enfant bien portants.

Mme S..., blonde, pâle, très-frêle, avait souffert pendant quarante-huit heures dans son premier accouchement et mis au monde un enfant mort. Elle avait conservé une déchirure du périnée qui n'était cicatrisée qu'en partie. Elle n'avait pu se lever que vingt jours après ses couches. Appelé auprès d'elle il y a environ deux ans pour la naissance de son second enfant, j'avais trouvé un bassin un peu rétréci, 10 centimètres environ; c'était une première occipitale. L'accouchement traînait en longueur; les contractions étaient inefficaces. J'appliquai le forceps. Mon dynamomètre indiquait un effort de 16 à 18 kil. L'enfant, une fille, vint au monde en état de mort apparente, mais put être ranimée. Ses mesures étaient: circonférence

34 centimètres, diamètre occipito-frontal 12, occipito-mentonnier 13,2, bitemporal 8, bipariétal 9,6.

Cette année la femme accoucha pour la troisième fois; les parois abdominales étaient flasques; celles de l'utérus d'une certaine épaisseur cependant, mais incapables d'efforts salutaires, en sorte que cette fois encore le travail n'avançait pas. Dix-huit heures s'étaient déjà écoulées en douleurs faibles et pénibles; la tête se trouvait, dans un orifice bien ouvert, au détroit supérieur; mais les contractions n'avaient pas la force de l'engager dans le bassin. L'expérience des deux accouchements précédents ne me permettait pas d'espérer que la nature seule pût mener cette naissance à bonne fin. Plus j'attendais, moins je voyais l'état des choses s'améliorer, en sorte que je me décidai à agir de mon côté. J'essayai d'abord l'expression: 12 compressions n'amenèrent aucun changement; j'appliquai alors le forceps, mais je continuai en même temps l'expression. Mon dynamomètre indiquait une dépense de 10 kilog.; la tête s'était engagée dans l'excavation. Il y avait eu quelques légères contractions. Pour me rendre compte de la part que l'expression avait prise à ce résultat, je suspendis les manipulations et opérai avec le forceps seul pendant dix minutes. Il n'y eut pendant ce temps aucune douleur fructueuse. Je fis monter mes tractions à 12, puis 15 et enfin 18 kil., mais toujours sans résultat. Comme la dernière fois cette force de 18 kilog. m'avait suffi, je ne voulais pas la dépasser. Je refis alors des compressions tout en continuant les tractions; la tête s'engageait dans l'excavation, tandis que l'index de mon dynamomètre marquait tantôt 10, tantôt 8 kil. Ce chiffre ne fut plus dépassé; l'expression continuait son œuvre, et j'obtins un vigoureux garçon, dont les diamètres étaient un peu plus forts que ceux de l'enfant précédent. La délivrance et les suites de couches ne présentèrent aucune complication.

Si nous voulions déduire de ce cas la force déployée dans l'expression, il faudrait remarquer que lorsque je faisais l'extraction sans l'aide de l'expression, il ne survint aucune douleur utile; mais qu'avec la méthode combinée l'utérus se durcissait et qu'il en résulta à la fin de l'accouchement de salutaires contractions. Il s'est fait ainsi un certain partage du travail entre l'extraction, l'expression et la contraction utérine; mais comme nous ne connaissons pas la puissance de ce dernier facteur, nous ne pouvons déduire avec certitude la part qui revient à l expression.

Observation VIII.

Présentation du tronc avec procidence du cordon.— Accouchement par manœuvres externes seules.— Mère et enfant bien portants.

Mme R..., âgée de 36 ans, petite, est à sa dixième grossesse; elle a eu déjà besoin de mon secours à son sixième enfant; il s'agissait alors d'une présentation du tronc, pour laquelle on m'appela après l'écoulement des eaux et où je fis la version, puis l'extraction d'un enfant mort. Le septième et le huitième enfant arrivèrent vivants par la tête; le neuvième vint mort au septième mois par le siége. Cette fois, c'était de nouveau une présentation du tronc; elle était facile à diagnostiquer, grâce aux parois flasques, à la minceur et au petit développement de l'utérus. La tête était dans la fosse iliaque gauche, le siége à droite; en avant on sentait de petites parties. A l'intérieur il y avait : vagin mou, bassin large, orifice de 7 centimètres, très-extensible. La poche des eaux n'était pas rompue, dure mais peu tendue, et l'on sentait, au travers, l'épaule gauche et une anse de cordon, avec battements. Les douleurs existaient déjà depuis trente-six heures; elles avaient été faibles; depuis quatre heures il n'y en avait plus du tout.

La première indication était de transformer cette présentation du tronc en présentation verticale; c'était un cas très-favorable à la version par manœuvres externes. Je la fis en suivant les préceptes de Hegar, c'est-à-dire en faisant sur la tête une pression forte et continue. En même temps, je cherchai à élever le siége. Je vis alors que la tête quittait facilement la fosse iliaque gauche pour s'en aller vers le petit bassin, mais que le siége ne s'élevait pas avec autant de facilité. Ce ne fut que lorsque la tête fut engagée et que l'enfant se trouva de la sorte fortement incurvé, que le siége s'éleva par un mouvement brusque. L'enfant ainsi redressé, je trouvai sa suture sagittale dans le second diamètre oblique; la petite fontanelle en arrière, la grande en avant; on n'atteignait plus le cordon.

J'aurais dû dès lors laisser faire la nature; mais la femme, impatiente, voulait être délivrée, et comme il n'y avait pas à redouter une accélération, puisque la femme, ayant accouché tant de fois, avait ses parties molles bien préparées et un bassin spacieux, par conséquent nulle probabilité de complications, je ne résistai pas à la tentation d'essayer ce que ferait l'expression pour la rotation d'une tête en quatrième occipitale. Je commençai par de faibles compressions. La patiente se plaignait peu de douleurs; elle poussait autant qu'elle le pouvait avec ses parois abdominales flasques, et ne criait pas plus lors de mes contractions artificielles, qu'elle ne le faisait dans ses contractions naturelles. Après plusieurs manipulations, je fis un examen; je trouvai que l'orifice s'élargissait bien, que la petite fontanelle quittait la paroi gauche de l'excavation pour aller en avant et un peu en bas, et que la grande fontanelle se dirigeait en haut et en arrière. Après environ 10 compressions et seize minutes, la tête se trouvait en travers dans la grande largeur du bassin. Les choses allant si bien, je fis des compressions plus fortes et plus rapprochées; au moment où la tête s'approchait du détroit supérieur, la poche des eaux se rompit; l'occiput alla se loger sous l'arcade des pubis. Après 12 nouvelles compressions et six autres minutes, la tête était sortie en première occipitale; à la dernière compression étaient survenues de bonnes franches douleurs. La terminaison de l'accouchement, la période de délivrance et les suites de couches furent normales. L'enfant, un gros garçon, vécut; il avait des mesures moyennes; le cordon était long de 64 centimètres.

Ce cas était pour moi aussi instructif que réjouissant; une quatrième position occipitale avait fait absolument les mêmes rotations qu'elle eût exécutées dans une terminaison spontanée. L'expression a été le complément naturel de la version par manœuvres externes; il y a eu moyen de mener à bien, sans introduction manuelle, un accouchement avec présentation du tronc et procidence du cordon.

Observation IX.

Tête restée dans l'excavation, par suite de la faiblesse de l'utérus. Expression.— Retour des douleurs.— Terminaison de l'acouchement après 6 compressions.

Mère de plusieurs enfants, âgée de 35 ans ; travail commencé à midi, le 23 février 1868. Douleurs, à de longs intervalles, faibles et de courte durée; à trois heures du matin, le 24, les membranes étaient rompues depuis plusieurs heures, et l'orifice complétement dilaté. Les contractions étaient devenues fréquentes et régulières, mais n'avaient pas la force de faire passer la tête au travers de la vulve. Elle restait engagée et reculait toujours pendant l'intervalle des douleurs. Après avoir attendu quelque temps, il semblait qu'on dût recourir au forceps. J'essayai alors la méthode de Von Ritgen : la malade étant étendue sur le dos, les mains furent appliquées sur les côtés et sur le fond de l'utérus, en exerçant une pression ferme de haut en bas, suivant l'axe du bassin, au commencement de chaque contraction.

Les heureux effets de cette manœuvre furent frappants : la première douleur fut manifestement augmentée en force et en durée, et l'on sentit la tête avancer, poussée vers le bas. Les contractions dès lors augmentèrent en force et en durée ; et après la sixième la tête apparut au jour. Elle était dans la troisième position, et la rotation de l'occiput en avant se fit promptement pendant qu'elle descendait. L'enfant était énorme et vivant ; la mère se remit bien et promptement. Playfayr ajoute ces mots : « Ceci peut être pris comme exemple typique de l'effet le plus habituel de la pression pour stimuler l'utérus et accélérer le travail, et je crois que c'est un agent bien plus efficace et plus sûr que le seigle ergoté. »

Observation X.

Tête au détroit supérieur.— Absence complète de contractions.— Seigle administré sans succès.— Expulsion rapide et facile du fœtus par expression.

Dame âgée de 25 ans, d'une constitution très-délicate, tertipare. Elle avait beaucoup souffert pendant sa grossesse, compliquée d'hydramnios; elle avait été condamnée à rester plusieurs mois couchée sur son canapé. Le travail commença le 10 août 1870; pendant la plus grande partie du jour, douleurs faibles à de longs intervalles. A dix heures du soir l'orifice était à peine dilaté; on sentait la tête se présenter. Les douleurs devinrent plus fortes vers trois heures du matin, et à quatre heures les membranes se rompaient; une énorme quantité d'eau s'écoulait. A six heures du matin, l'orifice était complétement dilaté, et la tête engagée dans le détroit supérieur, dans la première position. Les douleurs méritaient à peine ce nom; à de courts intervalles, il y avait un léger endurcissement de l'utérus, qui disparaissait presque aussitôt qu'il était senti, et qui n'avait aucun effet appréciable sur l'avancement de la partie qui se présentait. Je savais que le seigle ergoté avait été administré avec succès dans un accouchement antérieur, et j'en donnai une bonne dose sans obtenir de résultat. Après avoir attendu jusqu'à onze heures du matin, je désespérais de tout progrès. Les légères contractions senties d'abord avaient cessé ou à peu près, et j'étais décidé à pliquer le forceps.

Le mari, cependant, s'opposait très-fortement à toute intervention instrumentale; je me déterminai à essayer les pressions, quoiqu'en l'absence de toute contraction utérine j'osasse à peine en attendre le moindre résultat. Étendant les mains sur l'utérus, de la manière habituelle, j'exerçai une pression assez forte de haut en bas, à intervalles de cinq à dix minutes. L'effet fut plus favorable que je ne l'avais pensé; à chaque pression on sentait la tête descendre, et en trois quarts d'heure environ elle distendait le périnée. Alors, pour la première fois, on sentit quelques faibles contractions, et la tête fut bientôt expulsée. L'enfant vint au monde vivant, et la mère se rétablit parfaitement.

CHAPITRE IV.

EFFET DES MANIPULATIONS.

§ 1. *Sur les muscles abdominaux.*

En cernant l'utérus à l'aide des deux mains, et en pratiquant des compressions concentriques, nous serrons les parois abdominales autant que possible contre cet organe. Nous faisons ainsi à peu près ce que fait la nature dans la période d'expulsion de tout accouchement et ce qu'elle n'est plus à même de faire lorsque la femme est épuisée.

On sait, depuis les recherches de MM. Cloquet et Is. Bourdon sur la physiologie de l'effort, qu'il n'est plus permis d'admettre que le diaphragme exerce pendant l'accouchement une pression active sur la partie supérieure de l'utérus. Le mécanisme de l'effort n'a d'autre but que de donner à la base de la poitrine une immobilité et une solidité qui permettent aux muscles abdominaux d'y prendre un point d'appui fixe. Pendant l'expulsion, le diaphragme par sa contraction n'oppose qu'une force de résistance; celle-ci maintient les parois thoraciques, mais n'est point une force active (Cazeaux, 7e édition, p. 261). La cause efficiente de l'accouchement réside dans l'utérus et dans les parois abdominales; la contraction des parois de l'organe agit seule dans toute la première moitié du travail, mais dans la seconde elle est aidée par la contraction des muscles abdominaux; celle-ci devient d'autant plus active que le travail est plus près de se terminer.

La part la plus grande appartient à l'utérus, nous ne contestons point ce fait; on a vu les accouchements se terminer sous l'influence seule des contractions utérines; toutefois il existe également dans la science bien des cas de faiblesse excessive de l'utérus, d'inertie complète de cet organe, où la contraction des muscles abdominaux a suffi pour terminer l'accouchement (Cazeaux, p. 260. — Crede, Clinische Vortræge über geburts hülfe, p. 435).

Ainsi les muscles du ventre prennent à l'expulsion du fœtus une part qui n'est pas à dédaigner. *Renforcer ou remplacer leur action* est donc une idée qui doit paraître logique, d'autant plus que toutes les fois qu'on se sert du chloroforme, cet anesthésique paralyse les muscles abdominaux avec une rapidité désolante. Il est par conséquent bien précieux d'avoir un moyen qui puisse *neutraliser cet effet du médicament.*

Mais ce n'est pas tout: au dire de Kristeller la compression utérine a deux autres grands avantages (outre l'action spéciale sur le muscle utérin, dont nous parlerons dans le § suivant):

1° *Elle remet dans l'axe du bassin l'utérus*, qui d'ordinaire est incliné à droite ou en avant. C'est-là un point d'une grande importance. Supposons cet organe, au moment de l'accouchement, privé de l'assistance que lui offrent les parois abdominales; ses attaches au petit bassin sont si peu solides et le poids de sa partie-supérieure est si considérable qu'il ne manquera pas de tomber hors du grand bassin d'un côté ou en avant. Quand les parois sont très-flasques cette dislocation se fait du reste toute seule. Dans cette situation de l'utérus (son axe dévié de l'axe du bassin de 20° à 40°), l'engagement de l'enfant ne peut avoir lieu; car alors, il n'est pas seulement situé obliquement par rapport à l'axe, mais parfois presque transversalement.

Dans ces positions obliques de l'utérus, il y a du reste très-probablement courbure de son axe et si alors l'action correctrice des parois n'intervient pas, l'accouchement est très-contrarié dans ses débuts.

2° *Elle ajoute à la force expultrice de l'utérus sa propre puissance.* Il en résulte une addition de force que nous pouvons utiliser lorsqu'un accident vient nous obliger à hâter l'accouchement. La puissance de la compression peut être plus grande que celle de l'utérus et, dans certaines circonstances, la seule active (1). C'est ce qui arrive aussi dans les cas pathologiques, dont nous avons déjà parlé, où l'accouchement se termine par l'action seule des muscles abdominaux. Notons ce fait important, que la compression manuelle est d'autant plus facile qu'elle est plus indiquée; car généralement les parois inactives se rencontrent chez les personnes affaiblies, chez les multipares âgées; elles sont alors si minces et si flasques qu'on peut sans grande difficulté saisir l'utérus et le fixer solidement. On constate parfaitement qu'on arrive dans ces circonstances à sa paroi postérieure, surtout lorsque

(1) Voir observation X.

après la rupture de la poche et l'engagement d'une portion du fœtus dans le petit bassin, celui-ci a diminué encore de volume.

Il va sans dire qu'on rencontre des parois abdominales riches en muscles et grasses ne fonctionnant pas non plus comme elles devraient ; il est alors difficile de cerner l'utérus.

L'obstacle vient surtout des intestins; car moins il y en a et plus on a de prise. Les gaz compliquent les choses et un météorisme considérable devient un véritable empêchement. Pourtant on peut en triompher; l'observation 3 en fait foi.

Kristeller affirme que l'état des parois n'est jamais une contre-indication à l'emploi de son procédé, et que, chez les primipares où l'on ne peut pas isoler le fond de l'utérus, il faut opérer sur les parois latérales. A une palpation superficielle il est possible d'être induit en erreur et de prendre la tension de l'utérus pour la tension des parois. Il faut soulever la peau et en faire un pli, puis choisir pour faire les premières compressions *l'espace qui se trouve entre le fond de l'organe gestateur et les hypochondres.* Pour être sûr de bien faire et pour opérer plus facilement, qu'on place les mains pendant les intervalles des douleurs, et qu'on les maintienne fortement lors des contractions. De la sorte elles seront toujours appliquées à un bon endroit.

§ 2. *Sur le muscle utérin.*

Chacun sait qu'en frictionnant un utérus, qui n'est pas en activité, on peut y provoquer des contractions et que, si cet organe en a de faibles, on les renforce. De tous temps les sages-femmes ont fait usage de frictions; on peut admettre aussi que lorsque la parturiente contracte ses muscles abdominaux, elle opère d'elle-même et instinctivement une sorte de friction sur son utérus.

Expliquons-nous : le premier effet de la tension des muscles abdominaux est évidemment de pousser au dehors le produit de la conception, en diminuant la capacité utérine. Mais à côté de cet effet, n'y en a-t-il pas un autre? Ces muscles par leurs alternatives de tension et de relâchement ne frottent-ils pas contre les parois utérines et ne font-ils pas frotter contre elles une portion des anses intestinales? De cette manière des douleurs peuvent être réveillées et d'autres maintenues plus longtemps à leur summum.

Ainsi les deux choses se tiennent. Quand on agit sur les parois abdominales, on agit forcément aussi sur le muscle utérin.

Mais entrons dans plus de détails et analysons de plus près les phénomènes que la compression produit sur un utérus. Autant que je puis en juger d'après les observations de Kristeller, trois cas se présentent :

1° *Les douleurs font momentanément défaut, mais l'utérus est susceptible de retrouver sa tonicité.* En alternant alors les frictions, les compressions et les pauses, ainsi que nous l'avons enseigné, on obtient tantôt plus, tantôt moins vite un durcissement de l'organe gestateur, et finalement une forte contraction.

Le doigt d'une tierce personne introduit dans le vagin peut constater que l'utérus se durcit, que son orifice s'élargit, que les membranes bombent. Après trois ou quatre compressions artificielles, un effet analogue ne tarde pas à se produire de lui-même, sans autre secours, ainsi qu'on peut s'en rendre compte à l'aide du toucher.

La force contractive de l'utérus a donc été réveillée, et il est permis d'affirmer que les manipulations peuvent *provoquer des contractions, augmenter leur fréquence et leur force*. Voir observations 2 et 10.

2° *Il y a des contractions; mais elles sont très-faibles et elles ont trop peu de durée.* Ce qui précède indique déjà le bénéfice à retirer de la méthode de Kristeller, dans les cas de ce genre; elle renforce les douleurs et les maintient à leur summum. Il faut alors avoir soin de faire les manipulations chaque fois avant le début d'une douleur et donner aux compressions le même intervalle qu'auraient les contractions. Voir observation 9.

3° *Il y a épuisement, l'utérus n'est plus capable de réagir.* Ici la compression n'est plus qu'une action mécanique. Si dans des circonstances semblables les parties molles sont bien préparées, l'effet est étonnant; à chaque compression répond un engagement plus complet de la partie qui se présente, le progrès est sensible au doigt et ne tarde pas à être visible à l'œil. On est tellement séduit par ce beau résultat, que de peur de faire une déchirure du périnée il est bon d'être prudent dans l'emploi de la méthode, quand on en fait usage à cette période de l'accouchement. Il va sans dire que, même lorsqu'il y a paresse utérine très-prononcée, à la fin la femme pousse néanmoins ; mais alors cette action est due aux muscles abdominaux. Le plus souvent l'activité de l'utérus finit par se réveiller grâce à la compression manuelle ; c'est ce que nous voyons confirmé par l'observation 10. Quand la femme est fortement chloroformée, il peut arriver qu'il n'y ait contraction, ni des muscles abdominaux, ni de l'utérus.

L'expérience prouve que lorsque les douleurs ne se sont pas réveillées et que la compression semble n'avoir amené qu'un résultat mécanique, elle a cependant agi dynamiquement sur la tonicité de l'utérus. En effet, dans les cas où ce muscle est très-flasque et ne peut pas se contracter, il se retrécit néanmoins d'une façon toute régulière à mesure que l'enfant chemine. Les douleurs manifestes n'ont point été réveillées ; mais la tonicité l'a été. Voir observation 5.

Chez cette malade de l'observation 5 il n'est survenu aucune douleur pendant tout le temps de l'expression ; la femme était chloroformée, en sorte que l'accouchement ne s'est pas fait sous l'influence des muscles abdominaux. C'est un bel exemple d'inertie complète où la compression manuelle a été le seul agent de tout le travail ; l'utérus cependant s'est amoindri d'une façon régulière, à mesure qu'il se vidait. — Le fait que cet organe revient très-bien sur lui-même par l'effet des manipulations, quand même les contractions ne peuvent se produire, est d'une grande importance, eu égard *aux hémorrhagies* pendant la naissance et pendant la délivrance ; car chacun sait que le durcissement de l'utérus est le seul moyen préservatif contre les hémorrhagies. Faisons observer ici en passant que dans les accouchements par extraction, les choses ne se passent pas d'ordinaire d'une manière si favorable; l'organe gestateur ne s'amoindrit pas dans la même proportion qu'il se désemplit; une hémorrhagie interne est alors inévitable puisque entre l'utérus et le fœtus il ne peut exister de vide, et qu'entre le retrait de ce muscle creux et l'hémorrhagie il n'y a pas d'alternative.

La méthode des compressions peut s'appliquer aussi aux *contractions spasmodiques*. Certains cas de contraction résistent, on le sait, à la morphine aussi bien qu'au chloroforme, et il faut alors recourir aux incisions ou, comme on le pratique en Allemagne, à l'élargissement au moyen de tampons élastiques. Ceux-ci, observe Kristeller avec beaucoup de justesse, stimulent toujours plus le col que ne le font les membranes tendues ou une partie quelconque du fœtus. Pour traiter les contractures spasmodiques du col par les manipulations externes, il va sans dire qu'il faut y joindre la chloroformisation

Kristeller cite deux cas de la sorte où son procédé réussit parfaitement.

Le premier était une présentation du siége, avec poche des eaux non rompues.

Le second une présentation de l'occiput, avec les eaux écoulées.

Dans ces deux cas la contraction était très-opiniâtre et le travail n'avait fait aucun progrès pendant plus de 12 heures, quoique les douleurs fussent atroces; l'orifice était mince, tendu, sensible. Il fallut pour qu'il s'ouvrît, une quinzaine de compressions, espacées d'environ 3 à 4 minutes; le diamètre de l'orifice qui n'avait que 3 centimètres parvint de la sorte à 6; après quoi on laissa faire la nature et les accouchements se terminèrent tous deux à souhait.

Dans le cas de l'occiput la malade était si nerveuse qu'on la chloroforma pendant plus d'une heure et demie sans que l'orifice s'élargît. Il est donc manifeste qu'ici les compressions seules, faites il est vrai pendant le sommeil anesthésique, triomphèrent de contractures bien prononcées.

Disons encore dans ce paragraphe où nous nous occupons de l'action des manipulations sur les fibres utérines, que la méthode réussit *dans les accouchements avant terme,* les observations 4 et 5 en font foi. On peut également l'employer avec succès *pour des avortements au milieu de la grossesse.*

C'est ce que prouve le cas cité par M. C. Martin, dans la session de la Société obstétricale de Berlin, du 12 mars 1867. Il s'agit d'une grossesse gémellaire où Martin mit au monde le second enfant par expression.

On peut lire dans (Schuchardt's practische Zeitschrift für Heilkunde 1866 p. 417) que l'application des manipulations externes à *l'extraction des môles* avait été pressentie par Künecke. Dans ces cas il va de soi qu'il faut faire les pressions externes en même temps qu'on opère à l'intérieur; tous les chirurgiens agissent de cette manière. Mais Kristeller cite un fait de môle vésiculaire obtenu au moyen de l'expression seule, sans le concours d'une main introduite intérieurement.

Pourrait-on recourir à la compression pour provoquer les douleurs dans *les accouchements prématures artificiels?* C'est ce qu'il faudrait essayer. Je ne trouve pas d'observations sur ce sujet.

CHAPITRE V.

AVANTAGES DE LA MÉTHODE ET OBJECTIONS QU'ON PEUT LUI FAIRE.

§ 1. *Avantages.*

1° *Pas de déflexions.* — Un fœtus en présentation et position normales dans un utérus sain et muni de bonnes douleurs se conduit, au point de vue de son cheminement, comme si sa masse était fondue en un ovoïde élastique et homogène. Il est vrai qu'il jouit d'une certaine mobilité et qu'il a la possibilité de prendre une forme dans quelques-unes de ses parties, mais pas suffisamment pour qu'une des six parties composantes soit jamais un obstacle mécanique à la marche du tout. Bien au contraire, quand une d'entre elles se meut isolément, c'est toujours une chose fâcheuse pour le mécanisme de la parturition, la parfaite flexion de l'enfant étant une condition essentielle pour l'accouchement normal. La première position de l'occiput n'est si heureuse que parce que la flexion non-seulement se conserve jusqu'à la fin de cet accouchement modèle, mais encore se prononce de plus en plus à mesure que le travail avance. Dans les positions postérieures, les conditions ne sont plus si avantageuses : les talons, les coudes, le menton viennent buter contre l'orifice utérin, l'entrée du bassin, le plancher périnéal et y sont des causes d'arrêt, parfois de complications sérieuses.

Même dans l'accouchement par le siége, quand tout se fait régulièrement et que les douleurs sont bonnes, la nature maintient la flexion ; les fibres circulaires de l'utérus resserrent les membres de l'enfant et le fond de ce viscère rapproche à chaque douleur la tête du sternum. Dans ces présentations, comme dans celles de l'occiput, il est incontestable que la nature obtient les meilleurs résultats quand le fœtus chemine comme s'il n'avait pas de membres, comme s'il était une masse homogène.

Tel est le mécanisme normal : une tête, un tronc et quatre extrémités sont dans une outre musculaire et il faut les faire passer par un canal courbe. La nature résoud ce problème en resserrant les anses de l'outre musculaire et en fléchissant de la façon la plus serrée et la plus ferme la masse contenue ; la liqueur amniotique comble plus ou moins les vides. L'expression utérine se rapproche le plus qu'elle peut de ce mécanisme en étreignant l'enfant par les côtés et par en haut et en le poussant en avant par *vis a tergo*.

L'extraction au moyen du forceps produit toujours des déflexions ; le menton quitte le sternum trop tôt ; ce qui amène très-souvent une complication.

L'extraction manuelle dévie encore plus de l'ordre naturel. Quand on tire sur un fœtus, quel que soit l'endroit où l'on applique les mains, la traction se fait en dernier lieu toujours sur la colonne, c'est-à-dire sur une ligne et dans une direction qui forcément amènent les coudes et le menton à arc-bouter contre le bassin. En effet, quand on tire sur les extrémités inférieures ou sur le siége, la traction se propage le long de la colonne, de vertèbre en vertèbre, et les enveloppes extensibles du ventre de l'enfant ne transmettent pas l'effort sur la partie antérieure du tronc aussi parfaitement que le fait le rachis. Un point quelconque du sternum diamétralement opposé à une des vertèbres n'avance pas dans la même proportion que la vertèbre elle-même ; les extrémités sternales des côtes restent en arrière du mouvement ainsi que les membres supérieurs qui sont courbés sur elles.

En même temps le menton se sépare du sternum d'autant plus facilement que la ligne qui va du trou occipital au front est le levier si avantageusement utilisé dans le mécanisme de flexion de la tête. Celle-ci une fois éloignée du sternum, la face antérieure du thorax reste encore plus en arrière ; les côtes qui étaient retenues ensemble par pression latérale se redressent comme pendant l'inspiration, et, survienne une occasion favorable, les coudes en profitent pour s'accrocher contre un point quelconque du canal.

Quand au contraire un accouchement se fait normalement par le siége, l'utérus presse la tête contre le sternum ; le thorax se trouve ainsi resserré contre la colonne, les mains sont maintenues dans le voisinage du maxillaire inférieur ; les coudes ne butent plus contre le bassin. C'est grâce à ce mécanisme qu'il est constant que l'accouchement normal par le siége ménage bien plus la vie de l'enfant que l'extraction manuelle.

Ainsi les manœuvres de l'expression, à l'instar de la nature, maintiennent la flexion du fœtus et ne font en tous cas rien qui puisse nuire à cette flexion.

2° *Aucune nécessité d'une rupture préalable de la poche des eaux.*

Tous les accoucheurs connaissent l'utilité de la poche amniotique pour dilater l'utérus et surtout sa partie inférieure d'une manière lente, égale et soutenue, pour entr'ouvrir le col en ne stimulant pas trop les nerfs et en le prédisposant moins à la contracture que ne le ferait n'importe quelle partie fœtale ; enfin pour répartir également la pression sur toute la surface du fœtus. Presque tous les praticiens ont le souvenir de quelques accouchements ayant déplorablement traîné en longueur par suite de l'impatience d'une personne trop bien intentionnée qui a voulu activer les choses en rompant les membranes. Aussi est-on d'accord que, sauf quelques cas spéciaux, la rupture artificielle, avant que la poche des eaux ait rempli son rôle, est une faute opératoire grave, inexcusable chez un accoucheur instruit.

L'extraction suppose la rupture préalable de la poche des eaux, spontanément ou artificiellement ; tandis que les manœuvres de l'expression la ménagent à peu près autant que le ferait l'accouchement abandonné à lui-même, et en tirent parti le plus longtemps possible.

3° *Pas de rotations contraires à celles qui se seraient faites si l'on avait pu laisser agir la nature.*

Le troisième temps de tout accouchement (temps de rotation) a été bien étudié ; il est donc parfaitement connu.

On sait que dans les positions occipito-postérieures, comme du reste aussi dans les sacro-iliaques postérieures, la tête ou le siége de l'enfant font une excursion de deux et parfois trois quarts de cercle ; mais la nature s'écarte souvent de ce mécanisme classique. Les positions occipito-postérieures ne se convertissent pas toujours en occipito-pubiennes ; ou bien cette conversion se fait beaucoup plus tôt ou beaucoup plus tard qu'on ne l'avait supposé. La science n'est donc pas toujours à même de deviner les intentions de la nature, d'où surgit évidemment un embarras pour l'application du forceps. Faut-il terminer l'accouchement dans la position primitivement occipito-postérieure, ou faut-il ramener l'occiput sous les pubis, puis faire une réapplication ? Cette pratique a rencontré de nombreux adversaires ; on lui reproche de faire exécuter à la tête une rotation considérable pendant que le tronc est immobilisé par le resserrement de l'utérus, et d'exposer ainsi le fœtus à des lésions mortelles dans la région cervicale de la colonne vertébrale. Tarnier a réfuté ces objections (Accouchements par Lenoir, Sée et Tarnier) et il conseille, dans les positions occipito-iliaques postérieures, toutes les fois qu'on éprouve de grandes difficultés pour abaisser l'occiput en arrière, de chercher à le ramener en avant en imprimant au forceps un mouvement de rotation. (Cazeaux, 7° édition, annotée par S. Tarnier, p. 995).

L'accoucheur peut être appelé tardivement, comme c'est très-souvent le cas dans la clientèle, à un moment où par suite d'une forte bosse sanguine ou de quelque anomalie dans les os du crâne de l'enfant, le diagnostic de la position ne lui est plus possible, surtout s'il n'est pas très-habile. Les personnes qui assistaient la femme avant son arrivée peuvent être incapables de le renseigner sur ce qu'était la position à l'époque où son diagnostic était facile.

De même dans les extractions manuelles. Si l'on n'a pas bien saisi le sens dans lequel doivent être faites les rotations, ou si l'on opère des manœuvres hésitantes, l'accouchement en est retardé, et l'enfant souffre d'autant plus, qu'á ce moment ses bras ne protégent plus son thorax et que son cordon peut être comprimé. Ce sont là, on le voit, des complications sérieuses.

L'expression ne risque pas de nous en offrir de semblables, parce qu'elle abandonne les rotations aux circonstances dont elles dépendent, ne change jamais ces circonstances et ne modifie pas ces rotations.

Il y a là autant de chances de plus pour la vie de l'enfant.

4° *Effort mécanique moindre.* — Delore et avant lui Baudelocque et Pétrequin (*Gazette hebdomadaire*, 1865, nᵒˢ 22 et 26), ont démontré que le bassin résiste à un effort de 170 à 200 kilogr., que le cou d'un enfant faible ne cède qu'à 80, et celui d'un enfant robuste à 130. D'après Delore il ne faudrait jamais faire dépasser au forceps une force de 80, et si celle-ci ne suffit pas, avoir recours de préférence au céphalotribe ou à la version.

Kristeller est inventeur d'un forceps à dynamomètre ; le ressort est logé d'une façon très-ingénieuse dans la poignée de l'instrument. (Voir la figure de l'instrument dans Monatschrift für Geburtsk, 1861, Bd. XVII, p. 166). A l'aide de ce forceps il a trouvé qu'en moyenne, dans les extractions pénibles, l'accoucheur a besoin d'un effort de 20 à 25 kilogr.; mais que, comme l'avait dit Delore avant lui, pour peu qu'on soit vigoureux, on arrive facilement à 80. Pour lui ce chiffre est trop élevé et peut amener des fractures. Il propose qu'on ne dépasse jamais 40 ou 45 kgr.; mais quel que soit le chiffre qu'on veuille prendre comme dernière limite des tractions du forceps, les expériences de Baudelocque, Pétrequin, Delore et Kristeller n'en font pas moins voir que le forceps est un instrument puissant avec lequel il y a à craindre qu'un homme, qui ne l'a pas appliqué déjà un certain nombre de fois, se laisse aller à déployer une force trop considérable, au point de causer du détriment à la mère et surtout à son produit.

En faisant usage de l'expression, on ne court pas ce danger ; la force déployée ne risque jamais d'être poussée au point de pouvoir nuire.

A quel chiffre cette force peut-elle s'élever ? C'est ce que nous ne savons que d'une façon très-approximative, et encore à l'aide d'une seule observation. (Observation 7).

Il s'agit d'un rétrécissement; l'expression n'amenait aucun résultat; le forceps seul (effort de 18 kgr.), rien non plus. — En combinant l'expression et l'extraction (la sage-femme faisait l'expression) on obtint la tête quand le dynamomètre du forceps marquait 10 kilogr.

L'expression avait, dans ce cas, fourni un contingent d'au moins 8 kilogr.; mais cette donnée n'est pas rigoureuse, comme nous le faisons remarquer à la fin de l'observation, puisque les manipulations externes avaient réveillé la contractilité utérine. Il faut donc faire entrer dans notre compte ce troisième facteur, mais comme on ne peut pas l'évaluer, il devient ainsi malheureusement impossible d'arriver à un calcul exact.

L'estimation de la force du muscle utérin et des muscles abdominaux pendant l'accouchement n'est pas faite dans nos traités d'obstétrique et aucun de nos ouvrages de physiologie ne comble cette lacune.

Samuel Haughton s'est occupé de la question. (Voir Proceedings of the Roy. Soc. 1870, n° 118, On the muscular forces employed in parturition). Il évalue la force musculaire de l'utérus gravide à 3 livres $\frac{400}{1000}$ par pouce carré ; ce qui fait, dit-il, pour un orifice de 4 pouces $\frac{1}{2}$, une pression de 54 livres $\frac{106}{1000}$ sur la poche des eaux. Il ne faudrait, d'après lui, pour la rupture de cette poche, qu'une pression de 1 livre $\frac{20}{100}$ par pouce carré. L'utérus aurait donc trois fois plus de force qu'il n'en faut pour cette rupture.

La force des muscles abdominaux serait, d'après le même Haughton, de 32 livres $\frac{26}{100}$ par pouce carré, ce qui ferait pour un canal de 4 pouces $\frac{1}{2}$ de diamètre, un total de 523 livres $\frac{65}{100}$. Le total de la force des muscles volontaires et involontaires dans la parturition serait donc de 577 livres $\frac{75}{100}$.

Ces chiffres nous paraissent si élevés, que nous préférons ne tirer d'eux aucune déduction. Laissant donc de côté les expériences de Haughton et revenant à notre sujet, nous conclurons que l'expression n'est pas et ne sera jamais *le moyen de remédier aux rétrécissements*, mais que par contre elle ne risque *point de commettre des dégâts*, et qu'en tous cas on peut dire d'elle ce qu'on ne peut pas dire du forceps : *que tout son travail. est un travail mécanique utile, puisque la flexion du fœtus étant soigneusement ménagée, aucune force n'est perdue pour surmonter des obstacles produits pendant l'opération.*

5° *Pas d'hémorrhagie.* — Chacun sait que la constriction ferme et durable de l'utérus contre l'enfant, est le plus sûr préservatif de l'hémorrhagie. Or, avec l'expression, cette constriction a toujours lieu ; tandis que dans l'extraction il peut arriver que l'utérus ne s'amoindrisse pas dans la même proportion qu'il se vide. Nous n'insistons pas sur ce point car nous l'avons traité plus haut.

6° *Délivrance facilitée.* — Toutes les observations recueillies prouvent que chaque fois que nous avons fait l'expression, la délivrance s'est opérée rapidement, sans difficulté, ni hémorrhagie. Or cela se conçoit bien : puisque nos manœuvres augmentent la tonicité de l'utérus, les bonnes conditions de celui-ci pour une délivrance normale s'en trouvent accrues.

7° *Redressement de l'axe de l'utérus.* — Ce dernier point n'a pas besoin de longues explications. Il est évident que quand un utérus est déjeté à droite, ou à gauche, ou en avant, on peut, et même il faut combiner les manipulations de façon à ramener cet utérus dans l'axe et à faire appuyer la partie qui se présente sur l'orifice. Tous les praticiens savent combien un accouchement est retardé quand cette condition n'est pas remplie, et combien au contraire le travail s'améliore rapidement quand la partie appuie convenablement, Mais si la déviation de l'axe, au lieu de tenir à une déjection de l'utérus tout entier, tenait à une courbure vicieuse de l'utérus, comme cela peut se voir dans les cas d'asymétrie de l'organe ou d'activité exagérée d'une des moitiés, que ferait l'expression ? Notre observation 4 pourrait nous renseigner à ce sujet; mais comme la femme avait déjà été victime de toute espèce de manœuvres avant l'arrivée du chirurgien, nous préférons n'en tirer aucune conclusion.

§ II. — *Objections.*

La première objection qu'on puisse faire contre l'expression est que, par sa simplicité même et par la rapidité des succès qu'elle permet d'obtenir, on *pourrait se laisser aller à l'employer mal à propos.* Il y aurait à craindre que les sages-femmes de la campagne, aux habitudes un peu rudes, se servissent de ce procédé pour hâter des accouchements pressants et dangereux, afin de se dispenser d'appeler l'homme de l'art, ou bien encore qu'on en fît usage pour des *avortements coupables.*

Que répondre à cette objection? Sinon qu'il est dans la marche du monde que les meilleures choses peuvent tourner à mal, et que ce n'est pas tel procédé plutôt que tel autre qui empêchera d'être indélicat ou pervers. Remédier à des maux de cette nature n'est plus l'objet de la science et rentre dans le domaine de la morale.

On pourrait reprocher aussi à notre procédé d'*exciter l'utérus et ses annexes*, au moment si grave de la parturition et de risquer de la sorte de *provoquer des fiè-*

vres puerpérales, de *gêner la circulation du placenta* par la compression de cet organe entre la main de l'opérateur et le fœtus, et de causer ainsi la mort de l'enfant.

A ces objections, je répondrai : que les *manipulations répartissent la pression sur une grande étendue ;* que les résultats prouvent que cette pression n'est pas bien énergique, et que l'utérus la tolère parfaitement; enfin que dans les observations que nous avons pu recueillir, nous ne trouvons *aucun cas d'inflammation* par l'effet des manœuvres, quoique cependant plusieurs de ces observations fussent des accouchements faits dans les plus mauvaises conditions.

Quant à la question du désordre de la circulation placentaire, nous ferons la même réponse : les faits sont là pour attester qu'il n'y a *pas eu d'hémorrhagie*, et que les enfants sont venus au monde en parfait état.

La *douleur* est sans doute la plus importante des objections qu'on puisse faire à l'emploi des manipulations externes; je me bornerai, pour répondre à cette objection, à citer textuellement les paroles de Kristeller :

« La douleur provoquée par la compression utérine est sans signification au point de vue pratique, puisque les contractions spontanées sont douloureuses aussi, et que nous avons, pour les cas où la femme est trop sensible, dans les anesthésiques, le moyen d'éloigner la douleur. Mais comme j'ai presque toujours opéré sans les narcotiques, je puis affirmer que les femmes ne se plaignent pas plus de la compression que des douleurs habituelles. Dans mon observation 4, on voit qu'une malade très-nerveuse ressentait, sous l'effet des compressions, un soulagement notable. Il faut dire, en faveur de notre méthode, que les femmes la laissent employer volontiers, s'y abandonnant en toute confiance, sont calmes et se mettent à pousser d'elles-mêmes. C'est que la main désarmée, et n'opérant qu'à l'extérieur, ne les effraie pas. Elles sentent l'enfant avancer, et ont conscience que ce qu'on leur fait produit des résultats. »

Nous ne doutons point que l'expression, une fois pratiquée sur une grande échelle et plus étudiée, on ne lui découvre des inconvénients, en même que ses avantages seront plus manifestes. Mais que seront ces inconvénients en comparaison des grands dommages auxquels donnent parfois lieu l'extraction manuelle et l'application du forceps ?

CHAPITRE VI.

INDICATIONS ET CONTRE-INDICATIONS.

C'est sans doute une grande présomption que de vouloir établir les indications et les contre-indications d'une méthode opératoire d'après des observations aussi peu nombreuses que celles que nous pouvons citer. Toutefois, nous croyons pouvoir établir les quelques points suivants :

L'expression remédie, comme nous l'avons dit : 1° au défaut d'action des muscles abdominaux ; 2° à la faiblesse utérine. Ses indications peuvent donc se diviser en deux groupes :

1° *Défaut d'action des muscles abdominaux.* — Ainsi nous conseillons d'employer l'expression *toutes les fois que la flaccidité des parois abdominales met l'utérus dans une position oblique et empêche l'engagement du produit.*

2° *Faiblesse utérine.*—Nous conseillons encore l'expression, d'une façon générale, *lorsque les contractions sont insuffisantes ou absentes.*

Quand on a affaire à une *inertie utérine bien caractérisée*, elle est préférable à l'emploi du forceps, parce qu'en faisant revenir les contractions, elle remédie à la cause même de la dystocie et replace l'accouchement dans des circonstances normales, tandis que si l'on applique le forceps, l'utérus ne revient pas sur lui-même à temps, et l'hémorrhagie est presque fatale.

Il faudrait plus d'observations que nous n'en avons pour pouvoir préciser quand le forceps est préférable à l'extraction manuelle, et quand il vaudrait mieux recourir à l'électricité; cependant, nous croyons pouvoir dire que si l'on ne peut pas attendre de l'expression la puissance du forceps dans les cas d'étroitesse du bassin, ni sa rapidité dans les cas d'urgence, on peut, par contre, en espérer de bons résultats dans des circonstances où le forceps est inapplicable.

C'est ainsi qu'on peut, par expression, remédier à des *arrêts de travail, tenant à un défaut de contractions utérines à une époque où le col n'est pas assez entr'ouvert pour permettre l'introduction des fers*, elle vaut ici bien mieux que le seigle dont on ne connaît que trop les conséquences souvent désastreuses.

Elle peut servir *à dilater un col spasmodiquement contracturé*, alors qu'il ne peut être question du forceps, et dans ce cas elle est préférable aux tampons et aux incisions.

Dans d'autres circonstances son emploi est plus commode que celui du forceps : ainsi pour obtenir *une tête restée en arrière après expulsion du tronc et retenue par le retrait du col sur le cou de l'enfant.*

Enfin, elle nous paraît pouvoir être mise de pair avec le forceps pour mettre au jour *les têtes restées dans l'excavation par suite de la résistance des muscles du périnée* (ce qui est bien fréquent, puisque, d'après Cazeaux, 7e édit., p. 1013, sur 10 applications de forceps, 9 sont pratiquées dans ce cas).

L'expression nous semble ici valoir les fers, car quiconque a l'habitude du forceps sait parfaitement que, dans ce cas spécial, il n'agit pas comme instrument de traction, mais qu'il ne sert qu'à réveiller l'utérus fatigué et à défléchir quelque peu la tête que la résistance du plancher périnéal a fléchie outre mesure.

Les contre-indications sont :

1° *Les présentations vicieuses.* Cela est évident ; mais il est à noter qu'on peut souvent corriger celles-ci par manœuvres externes, et qu'alors cette correction se confond en quelque sorte avec les manipulations de l'expression.

2° *L'impossibilité d'agir sur l'utérus à travers les parois abdominales*, par suite d'une trop grande rigidité de l'abdomen, d'une inflammation de la peau, des muscles ou du péritoine.

3° *L'inflammation de l'utérus et de ses annexes*, une maladie des organes génitaux qui rendrait les manipulations trop douloureuses.

Dans les hernies inguinales et crurales, y aurait-il contre-indication, même si l'on chloroformait la malade et si l'on maintenait bien la hernie? C'est ce que l'expérience seule pourra décider.

4° *Les rétrécissements du bassin.* Jusqu'à quel point l'expression réussirait-elle dans les rétrécissements légers? Quelle est la limite au delà de laquelle il faudrait s'abstenir? C'est ce qu'on ne saura qu'après des expériences nombreuses. Il va sans dire que, quand on unit l'expression à l'extraction, la question des dimensions du bassin se subordonne à l'extraction, et non plus à l'expression.

CONCLUSIONS.

Nous ne voyons guère d'autres conclusions à donner à notre travail que les indications et les contre-indications de la méthode de l'expression, que nous venons d'établir dans le chapitre qui précède. En déduire de plus précises, à l'aide d'un si petit nombre d'expériences, nous semblerait à l'heure qu'il est chose imprudente ou tout au moins prématurée.

Notre thèse, nous le savons, n'est qu'un essai, un prodrome, un travail de vulgarisation. Nous nous rendons compte de son insuffisance ; nous regrettons, tout le premier, de n'avoir point à donner d'observations personnelles et de ne pouvoir établir un parallèle exact entre les avantages de l'expression, du forceps, de l'extraction manuelle et de l'électricité.

Nous serons trop heureux si nous avons seulement réussi à attirer l'attention des accoucheurs sur un point d'obstétrique qui est encore peu connu en France, et à décider quelques praticiens à faire l'essai d'une méthode que nous croyons appelée à rendre de grands et réels services.

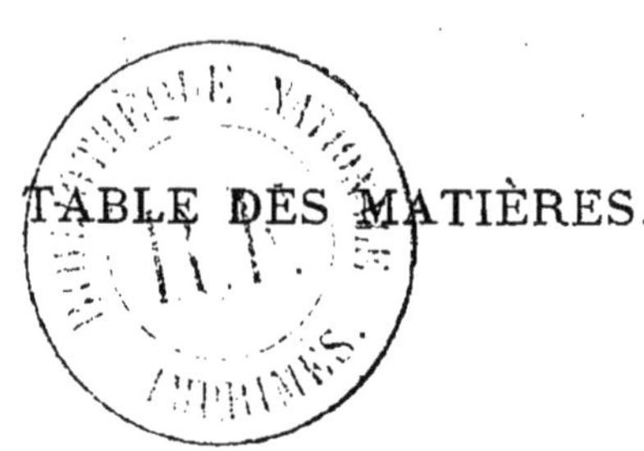

TABLE DES MATIÈRES.

Paris. A. Parent, imprimeur de la Faculté de Médecine, rue M^r-le-Prince, 31.

www.ingramcontent.com/pod-product-compliance
Ingram Content Group UK Ltd.
Pitfield, Milton Keynes, MK11 3LW, UK
UKHW020347180726
13839UKWH00002B/968

9 782329 156330